遇安斋证治丛录

〔民国〕刘蔚楚　著

赵哲伟　黄小龙　校注

U0200070

学苑出版社

图书在版编目（CIP）数据

遇安斋证治丛录/刘蔚楚著；赵哲伟，黄小龙校注 . —北京：学苑出版社，2022.4

ISBN 978 - 7 - 5077 - 6386 - 7

Ⅰ . ①遇… Ⅱ . ①刘… ②赵… ③黄… Ⅲ . ①中医临床 - 经验 - 中国 - 民国 Ⅳ . ①R249.6

中国版本图书馆 CIP 数据核字（2022）第 046101 号

责任编辑：黄小龙 高 赫
出版发行：学苑出版社
社 址：北京市丰台区南方庄 2 号院 1 号楼
邮政编码：100079
网 址：www. book001. com
电子邮箱：xueyuanpress@ 163. com
销售电话：010 - 67601101（销售部）、010 - 67603091（总编室）
印 刷 厂：北京兰星球彩色印刷有限公司
开本尺寸：880mm × 1230mm 1/32
印 张：7.625
字 数：165 千字
版 次：2022 年 4 月第 1 版
印 次：2022 年 4 月第 1 次印刷
定 价：68.00 元

校注说明

1920 年代初期，河北张锡纯、江西陆晋笙、江苏杨如侯、广东刘蔚楚同负盛名，被称为当时全国"四大名医"。张锡纯在其代表作《医学衷中参西录》中曾多次提到刘蔚楚及其著作《遇安斋证治丛录》。刘蔚楚，名永栩，广东香山（今珠海市香洲区）人，生于 1864 年，卒年不详。他年少虚损，将冠之年遗精嗽血，生命垂危。经香港大西医会诊，以"血干不上脑"断为不治。后岳家荐老中医杨来仪，历经数月治疗，逐渐康复。其后，刘蔚楚拜杨来仪为师，研习中医。四年后开始临证，胆识过人，屡起陈疴，30 岁起，名声大噪。民国时期，中医学受到了西方医学的冲击，面临被废止的危机。刘蔚楚积极投身于保卫中医的活动中，他主张融汇各家，不偏一派，倡导汇通中西，各取所长，将自己的行医经验、治病思想、临床医案等记录整理成文，发表于《三三医报》《医学杂志》《奉天医学杂志》等。

《遇安斋证治丛录》是刘蔚楚所著的一部综合性论著。全书上、下两卷，分六门。其中，撰述门二十七篇，录刘氏习研古籍笔记及心得体会；方药门二十三篇，专述方药的用法、效能；医案门载临证医案二十三则，以内科病证为主；尺牍门收来往书信十一封；诗歌门及同人录则记有刘氏和其友诗词三十九首。本书提倡"保国粹、取西法"，对中西医汇通有一定探讨。该书于 1924 年首次出版，1927 年重版。

据裘沛然主编《中国医籍大辞典（下）》（上海科学技

术出版社，2002 年 8 月，第 1397 页）记载，《遇安斋证治丛录》现存最早版本为 1924 年广州开智书局铅印本。此次校注选用丁卯年民国十六年（1927）上海千顷堂再版的《遇安斋证治丛录》为底本，参校其他相关的民国文献整理而成。因为缺乏对校本和参校本，或有错漏，容后再补。底本由高赫从孔夫子旧书网上购得，校注工作由赵哲伟和黄小龙完成。校注期间，赵哲伟携底本去国家图书馆找同版藏本做了对校工作。

此次整理，采用简体字，横排版，增加了现代标点。

一、凡原书中繁体字、异体字、俗体字，皆径改为规范字，通假字沿用原字。

二、凡原书讹衍倒夺之处，或据校本改正，或指出其疑点，均在脚注中逐一说明。

三、原书中段落过长的，根据文意，按现代作文习惯进行分段。

四、原书序跋皆置于文前，无标题。今将时逸人的跋置于文末，诸家序言根据文末落款添加标题。

五、原书中部分文题与目录中文字不一致，今均以正文标题为准调整目录。

图书封面上的书名使用原书题字，原署名"福建李鼎新书耑"。

此次《遇安斋证治丛录》的整理出版，一是应广大读者之请，二是传承医界先贤的思想和经验，欢迎广大读者批评指正。

黄小龙

2021 年 9 月于北京

目　录

遇安斋证治丛录方药门 ·················· 104

陈乃润序

刘蔚楚先生，名永枬，广东香山县①人，与吾家世谊也。世伯翥云公，为福建茶商。

岁甲子，先生生于南台，少回粤，读书攻苦，遗精嗽血，初投中医，再投香港大西医。及重至昏晕绝粒，西医断定不治。回澳门，幸遇老中医杨公来仪救逃九死。

时先生已进邑庠，杨公敦劝舍弃科名，受承医术，并嘱医书本草，必亲批验，乃有实功。所批如陈修园、王士雄、孙一奎、叶天士、徐洄溪、喻嘉言、汪切庵《灵素纂要》，黄宫绣《本草求真》，内有修订其《四言脉诀》等，藏本于家，未几医名已卓起矣。

生平所治，如治其族婶张氏产后风痰喘绝症：族婶病四十余日，更医十余人，痰喘昏绝，陈诸正寝。先生诊之，脉绝不至，沉②思曰：唇面所能见处，俱紫黑色，决非虚寒，医者泥于温补，今宜仿旋覆花代赭石汤。灌下渐醒，继用药消其肺胀，再以清养药而痊。此先生初出诊首一症也。如治欧阳君可经之母风温闭症：欧母年逾六十，迭医两月，沉卧昏迷，医者明书宜速办后事，聊尽仁人孝子无已之心。先生诊之，脉果不至。然望色辨舌，闻嗽声如在

---

① 香山县：广东古县，主要地域包括现在的中山市、珠海市、澳门特别行政区以及广州市、佛山市的部分地区。

② 沉：原本作"沈"。此处"沈"通"沉"，今改"沉"。下同。

瓮中，知为风温兼食滞也。救急宜先通胃腑，重用大承气，再用轻清法，以疏肺胃，渐加入生石膏、知母，调治霍然。时先生年仅二十余，一望一闻，其临症敏悟有如此者。

三十岁外，到福建省亲。时鼠疫盛行，人多倒毙。陈花埭妻黄氏，两腋结核，旋即昏厥，以敛服卧地，幸能灌药。以王公清任血腑逐瘀汤加减，另重用僵蚕、蝉蜕、皂角刺煮水煎药，又研川麝香六分，分次开灌，至第六夜核消，左足心涌泉穴起一小血泡，挑破血流即醒。大渴有汗，用白虎汤，生石膏渐至斤余，加竹茹八两，月余乃瘳。

民国避乱入京，京师检察厅长梁君宓病，乍寒乍热，头重如石，胸闷欲吐，四十余日，中西药未效。先生曰：此湿温重病也。以甘露消毒丹，取半夏易黄芩加软柴胡①三钱，知母二钱，改作汤剂。各省泥于温热病禁例，视柴胡如蛇蝎，因辨明柴胡用法及有三种，立收奇效。梁愈犹有疑为必发喉症者，幸安然无恙，乃免于谤。

如治其友张君华衮阳虚自汗病，历四月余，更医数十，尪瘵如死，人诊其脉沉微。曰：《内经》谓阳密乃固，须求坚守脾肾之专药。乃用附术汤，术由四两加至一斤，炮天雄②由二两加至八两。一月汗止，治三月，未用过提气动血药也。其审症察脉，用药之明，决有如此者。京师警察总监吴公炳湘，援特许成例给予医照。

近年各省医学会联络保存国粹，每征文亦许为救时药

---

① 软柴胡：中药红柴胡的别名，为伞形科柴胡属植物。又称南柴胡、狭叶柴胡。

② 炮天雄：经过炮制的去掉侧根须的乌头。辛，热，有毒，祛风、散寒、燥湿，益火助阳。主治风寒湿痹、历节风痛、四肢拘挛、心腹冷痛、疝癖癥瘕等。

石。其学古而不泥于古，通变有如此者。

先生少受业于刘公锡熊、黎公炽南、昆公筱峰、黄公槐森、林公琴南诸前辈之门，而受知于叶公大焯。生平于书，无所不窥。凡经史子集，与名贤说部记录，以至公移邸抄之类，苟属切用者，辄能摘诵而条记之。其为文渊懿浩瀚，如河流奔放，一泻千里，辄复旋折，顿挫转运自如，则河至龙门，怪石奇松，摩天崛起，未见有一笔塌卧者。然而吾重先生在器识，于文艺犹其后焉者耳。

先生不但文学知名，遇大事尤奋然独往。清末盗匪充斥，伯兄永康观察，商之先生，一家独力捐资，修筑前山全城。光绪十六年，粤督张文襄奏准有案。又创办恭都团练局联沙局，卫梓里而护耕农。光绪三十年，诏天下兴学，与外兄韦君廷芳，于各县中，首改凤山书院为恭都两等小学堂，复兄弟倡捐设立合族蒙养小学堂，皆先生经营之力为独多。虽弱不胜衣，而见义勇为。复有如此者，宏毅聪敏之士，曷忍令其湮没，不为吾党之光耶？

吾与先生总角世交，所有医学行谊，俱见而知之，并非闻而知之。其世兄持卷来，喜为作序，俾伯材、仲鎏又荣诸世兄付梓，以存其实也。

中华民国十三年甲子孟春
世愚弟陈乃润濯江拜序

周镇序

医学非知、仁、勇三者俱全不可，非智无以明病因，非仁无以济时艰，非勇无以肩重任。以此三者验诸知友，则刘君蔚楚夐乎尚已。

壬戌春，君来沪上，报牍载君治验及杨公治君少年虚损状略，余即通函要君著书，自是邮筒无闲。虽一面未谋，固已神交莫逆矣。

君文学师刘公锡熊、黄公槐森、林公琴南、黎公炽南诸前辈，医学师杨公来仪，来书论医道，论药物，论诸家学派，或推究时变，或感怀身世。下笔若率，不经意滔汩千言，旁行斜上，而名言谠论，如金玉，如药石，卓卓可传，其诚悫①肫挚②，敏学下问之衷，尤溢于言表。久之始谂，君之尊甫翥云公，由粤适闽为茶叶巨商祥茂庄，鳄鱼标记，册注英京政府，海国声驰。两省香山南台之间，均筑有园林，大树千章，图书四壁，君幽斋爽，岂小诸侯拥书权拜也。既而世局泯梦，迭遭兵燹，文籍荡然，滋郁不乐。余惟吾国医道之精超博大，肇自黄农，越人仓公绍其传，张仲圣集其大成，四千年来代有发明，世有演绎，惟在活人愈病，并无门户之争。自欧化东渐，自鸣一得昧者乃谓西优中劣，扬西而抑中，毋乃惑甚。

---

① 诚悫：诚朴，真诚。
② 肫挚：真挚诚恳。

君少年罹虚损危证，经诸大西医穷治三月，断定不治，而杨公药之立起。君今年逾花甲，寿考期颐，可操左券，杨公精邃之医学，君能传述之，推阐之。所起大证为西大医所不治者亦屡矣，住址姓名班班可考，若此者孰敢谓中医果百无一长乎？

君之学，上自轩岐，下至近代，无不精心研究，舍短取长。既不喜诋诟前人，亦不拘拘作一家言，真善于治学者。君性复远于薄俗，洒脱自如，志不愿以术售，而实之所在，往往名辄归之。日人片仓元周曰：凡有助于救济苍生者，速上木以广其传。是以不佞数请著述，久而见许本，其历年积验甫成《证治丛录》首一册。已足发摅圣道之精微，指导医林之轨范，拒诐闲正，继往开来，可谓人能宏道者矣。惟望宽怀颐养，努力著述，俾后之人得以考览而有所启悟焉。是为序。

民国十三年甲子夏清和月
无锡周镇小农别署伯华谨序

关蔚煌序

自古享非常之福由于有非常之德，有非常之德而后产非常之贤。煌读老友刘君蔚楚所赠《证治丛录》，而叹天道之不得谓之无知焉。

煌尝设馆前山韦君润生家，其弟拱宸、麟楸等相从受业。刘君乃韦君内戚，因得交君贤昆季。而仰其家庙之宏伟，名园之森秀，宜其建筑术之名播西欧，诣其宗祠，登其崇城，观其族之教育学舍，乡之凤山书院，丰碑矻然，翔载事实。复与其乡族之父老，所友之贤士大夫游是以知其家世之详，莫煌若也。

君先德翯云公为福建茶业巨商，持正好义，礼士尊贤，如创建福州广东会馆，重建恭都凤山书院，族之义田义学等类，罔不尽大力、成大功。而商场受其援引保荐者，指难缕数，戚属之赖以举火者，伯什家教十年广誉驰于中外。

君生慈吴太夫人，谨侍尊公，事翁以孝，敬嫡以礼，处众以慈，犹他人所能及，而秉坤德仁而厚，爱人忘己，扶危济乏，痛痒相怜。人有假其钱物者，不还亦不过问，若曾无其事也者。生平施于逾巨万金，享年八十有二，耄而不倦，闽粤识者咸以观自在菩萨奉之，翕无间言。持此以求之古人，犹未多得，殆庄子所谓至人无己者欤。

君伯兄作山刚直毋挠，助弱锄强，不畏权势，同母兄悦岩继持商务，创办纸局农林圹①山诸举，西欧人士莫不认为一大实业，家没之日同声嗟惜。九令弟楚渔登福建乡榜，而群仲亦彬彬守礼之贤也。

君少以病学医，受杨公来仪衣钵，活人无算，奚待于言。君性旷逸活泼，甚惟治病，于坏病之自不能治者必言之，难治而勉治者必言之，难治而竟治，治竟而清痊者，恒数数觏。最可敬者，每治必澈始澈终，以法理详告病家，治痊而意度②抑然，从未见作一居功语、骄隘语，承其家教肫挚如此，不谓之医界非常之贤者得乎？世德如此，君之后嗣又皆能自立，不谓之天道之有知得乎？

煌先君知医，庭训③尝闻，忝未深造，而君之世德医事知之，则特详今交深矣。老年矣，闻其著录将付再版，辄不能已于言而不伸其敬仰也。是为序。

民国十四年春正月
愚弟关蔚煌挨生敬序于京师南池子官豆腐房稊园
时年七十有九

---

① 圹：疑为"矿"字之误。
② 意度：识见与气度。
③ 庭训：父教，也泛指家庭教育。

唐绍仪序

夫玄黄色判，升凝体分，日月叠壁，动植悬殊，穷其原，不外夫造化、不化、大化之理而已。造化而不化，不化而大化，此非人力所能为，亦非物质所能悟，而能为能悟者，只问于气之一道，以气为化之宗也。今世之科学家工于化学，乃质化之妙，匪气化之能故，以医道论，当以气化为本，质化为辅，相需而成。我国开化最早，圣人天亶聪明，开创医道，哲理即寓乎其中，数千年来医学成绩一披史籍，未有不为之惊叹者。况乎我国医学气化而已，兼质化之玄妙，精而不泛，用之有功，尤非徒重质化者所能比拟。由是观之，我国医学自非庸夫不学者所能探其元微。惜乎，苟图衣食之徒，稍辨之无悬壶售技，视人命如草芥，以至近人多以我国医学为诟病，良可慨焉。余友刘君蔚楚少年绩学，长考岐黄，从学名师，复有心得。历年来所医治，曾受其复生之德者，实繁有徒。辨症最精，用药最审，圆机活法，从不执着死书。所谓名将用兵不离乎兵书，亦不泥于兵书；名医用方不离乎古方，亦不泥于古方者，舍刘君其孰能当之？所著《证治丛录》，无言不实，有感斯通，不炫一己之长，复不藏他人之善，变通化裁，谦冲仁厚之至，意尤足药薄俗而树楷模。闻其书将再版行世，活人固可无疑而发扬国光，所收之效果当过之，佩服之深，故泚①笔而为之赠序也。

民国十四年乙丑孟春
愚弟唐绍仪拜序

---

① 泚：用笔蘸墨。

张锡纯序

　　尝思豪杰者，挽回气运之伟人也。天地有好生之心，而气数所迫，恒至变异丛出，致有妨于好生则甲兵与疾病是也。是以拨乱反正，能消甲兵于无形者，可为挽回气运之豪杰。吾思其人，吾恒馨香祝之。倡明医学能消疾病于无形者，亦为挽回运气之豪杰。吾思其人，吾幸即身见之。其人伊谁？香山刘蔚楚先生是也。

　　先生少负异才，弱冠游泮，原不难芥拾朱紫，置身显荣而身婴险证，已濒①于殆。幸遇名医救愈，于是慨然弃举业而学医。能洞彻医学，救活同胞以亿万计。是天厄先生以病，正天曲成先生于医也。今观所著《遇安斋证治丛录》，有治鼠疫险证重用白虎汤，生石膏渐加至一剂斤余者；治阳虚汗脱证重用术附汤，术用四两渐加至一斤，天雄用二两渐加至半斤者。夫当今医界感慨于西医之排挤，或锐志研究，或发奋著书，亦既世不乏人而能如此用药，胆识俱臻绝顶者，先生一人而已。此愚所以翘首南望，独以挽回气运之豪杰，推先生也。或疑如此放胆用药，振古所无，倘或认证不确，岂不失于卤莽？不知药以胜病为目的，有非常之病证，即宜用非常之药剂。如先生所遇之证，如此用药则生，不如此用药则死。则惟先生具有救世热肠，复具有过人胆识，故能如此用药，以救人所不能救之证。

---

　　① 濒：原本作"滨"。

此诚能于医学绝续之交，大张赤帜，而医界壁垒为之一新也。愚与先生素不相识，此中原无阿好，特愿人人读先生之书，治病皆以先生为法，必能普济群生，活人无算，故乐为之序也。

乙丑仲春
盐山张锡纯寿甫氏序于志诚堂

陆锦燧序

刘君蔚楚粤籍也，而生于闽；仆苏籍也，而生于晋。君生于上元甲子，仆亦生于上元甲子。比君年长，壮游闽南燕北以及苏沪各地，仆亦闽浙湘鄂燕齐诸行省行踪驻焉。君因病学医，仆以家口多疾病众因而学医。君与仆年皆六十有二矣，论其梗概，大略相同。今者周小农君，以君所著《证治丛录》见示，知君幼患怯症已剧，西医束手告术乏，经中医药之乃起。即此可证西医之未尽善，中医之不容废。有断然者，乃今世风厌故喜新，游学回国者，莫不专崇西医，诚恐人不知其从欧西来，藉称扬西医之高，以自鸣其西学之美。实则未窥中医之奥秘，乌知中医之不善？犹野老而谈朝政，其妄可知。推西医者曰治疗一致，黜中医者曰言人人殊。讵知凡病具有其原，病状同而病原多不同，但就病状以治疗，愈者少数，不愈者多数，此治疗一致之足见差舛①频仍也。中医之所以言人人殊者，其言亦有所本。由乎学有浅深，理有偏颇，未能四诊互参以辨别证候，误于病状之同，未察病原之异，与西医之谬正复相类，论其浅陋庸劣，实亦无可讳言。仆前令儿辈辑《病症辨异》一书，所以诲当世医家辨证以定症，意甚恳挚。兹方拟即此书，征求海内良医补列方药，名曰辨证处方，散诸世间。俾医家得此知治病以辨证为先，证明症定，自无言人人殊

---

① 差舛：差错。

之弊。医家固有所依据，病家亦得庆生全矣。今读刘君书，于辨证处甚有会悟，可谓先得我心。异日仆书成，与君书并寿诸世，是又梗概略同之一端也，用抒愚见以序。

岁次乙丑仲春之月
吴县晋笙陆锦燧识于宣南寓次

秦之济序

　　医案之作，其滥觞于春秋时乎？《左传》记医缓之治晋侯，《国语》记医和之治平公，厥后汉司马迁撰《史记》，传扁鹊、仓公而词益富可引也。其传仓公陈理精奥说者，谓非太史公所能，殆仓公自录上之史氏者，太史公修饰而为之传，则又为自著医案之祖矣。夫案考也，见《前汉书·贾谊传》，案之当今之务注又据也，见《荀子·不苟》篇，非案乱而治之之谓也。《注正字通则》凡宫府兴除成例及狱讼论定者，皆曰案。是医案者，医工平日所治之验否，以资他日考据者也。效者录之，勿效者亦录之，一得一失，皆足借镜。故《列子·力命》篇称卢氏为神医，俞氏为良医，而矫氏为众医。屏弃勿贪亦并附之，降至后世，荣名是实，专事夸张，惟功是述，医案倍繁，而本旨渐失，亦可慨矣。今者刘君蔚楚《证治丛录》将增订行世，由周君小农索序于余。余于二君未谋面，然时有著述散见医报杂志，知周皆积学士也，是编之出定有功于医林。考据非鲜，爰占此以报之。

乙丑寒食前一日
上海秦之济伯未序

严鸿基序

昔孟子谓：天之将降大任于是人也，必先苦其心志，劳其筋骨，饿其体肤，空乏其身，行拂乱其所为。[①] 非天之故为磨折也，亦以所造者大，不得不先为之困难，而后得使成大器也。刘君蔚楚生少多病，病几不起，卒能转危为安，化险为夷，其所遭虽异乎是，而此中潜移默化，岂非天哉？而几番磨难，得毋类是，不然病经中西医罔效，已无生望，而何幸得杨公来仪之治也？所以因病成医，因医济人，南北奔驰，随遇而安。六十余年来，全活不可以数计，积验成《证治丛录》行世。是不特有功于时，抑且垂泽于后，非天之属意于刘君，使刘君肩此大任以拯救生民，何至若是耶？刘君广东香山县人，早岁游庠，见义勇为。其乡之前山全城恭都两等小学及蒙养学校，均不惜出巨资以经营之、设立之。其热心公益，为人所难能，岂独于医而见之。今刘君老矣，后嗣头角峥嵘，均能树立。吾知天之属意于刘君，既如此，其重而报施于刘君，亦将弥厚，不于其身，必于其子孙可断然也。至其书内容，览者宜自得之，无俟赘言。

民国十四年乙丑春日
慈溪严鸿基撰于退思庐

---

① 见《孟子·告子下》。

孙瑜序

先哲云："医之为道，非精不能明其理，非博不能至其约。"① 旨哉言乎！诚千古不刊之定论也。曩阅《三三医报》② 载刘君蔚楚医案，观其审症论治，博引旁征，其处方用药独运慧心，师古而不泥古，是能得法外法，而不离乎法中法者，故收效恒如桴鼓之相应也。若非博览群书，融冶一炉，极深研几，得我道中三昧者，曷克臻此。顾以君远居岭海，无从尽读其著作，私衷有所耿耿，而景仰伊人，固已心向往之。

仆束发受书，上承家学，以医道问世者，垂三十年矣，居恒每以孤陋寡闻为憾。迨夏历壬戌以来，勉随我宁同道诸君子，后服务医会，编成月刊，藉与海内宏达，商量旧学，意颇乐也。锡山周小农先生，本为医界巨子，作医林护法，凡近年所发刊之医学书报，一经月旦，无不驰誉全国。昨承邮寄《遇安斋证治丛录》，亟阅之，知为刘蔚楚君所著书也。浣诵之余，如获至宝。篇中所论中西医术、论药物、论诸家学派，固能独具只眼，道人所不能道，而立

---

① 见徐春甫《古今医统大全》。徐春甫（1520—1596），甫一作圃，字汝元或汝源，号东皋，又号思鹤、思敏。祁门（今属安徽）人，明代著名医学家，曾任职于太医院，著述甚丰。

② 《三三医报》：民国时期影响较大的中医药期刊之一。裘吉生于1923年7月创刊于浙江杭州，旬刊，每年夏历七月休刊，一年出版33期。1929年7月停刊。

论精当，无所偏倚，卓然成一家言，诚能辉映先达。小农先生序，已论及矣。至其治验医案，精义良法，足为后学楷式。陈序中已详言之，不复赘。虽然，其所起大证为西医所不能疗者不数数觏，惟如触类旁通，用古中医王清任氏血腑逐瘀汤，治验今西医学家所谓腺百斯笃症①，尤为难能可贵，光我医史。老聃有言："执古之道，以御今之有。"刘君之谓也。君素精文学，其所师承多为立言大家。嗣因患虚损病已至危殆，得中医杨来仪先生施治而愈，遂执贽其门，修轩岐学业。初尚温补，后又寝馈于叶香岩、王梦隐二家之书，而折衷之，得心应手。宜其道之醇乎？醇也。老聃有言："上士闻道，勤而行之；中士闻道，若存若亡。"刘君既得杨公衣钵而传述之，复博采众说而推阐之，即知即行，用药每能生死人而肉白骨，诚所谓上士之闻道也。中年以后，学业有成，立论恒推崇其师说，犹念念不忘其师。如今之学者，甫浅尝一二，即自以为学问已具根底②，于是涉猎群书，自矜博雅，时时不满其师说。由是以观，若刘君蔚楚者，岂非今之古人欤！是为序。

民国十四年乙丑春日
孙瑜少培氏序于南京之医学公会

---

① 腺百斯笃症：即腺鼠疫。
② 底：原本作"抵"。

16 遇安斋证治丛录

沈文魁序

考吾国医学肇始自神农，发源于《内经》，故轩黄、岐伯为医宗之圣。厥后伊尹制汤液，仲景著《伤寒》，而医药方剂法乃大备。后学奉为圭臬，国医赖以发明。闲稽载籍名贤代不乏人，即医著之留传亦已汗牛充栋。以医术论，如俞跗[①]之湔肠涤胃，华佗之刮臂疗毒，医非不高也，术非不深也。降至今世，家自为法，人自为师，纵有所得，秘密不宣，甚则互相抵牾。国医五千余年，深邃之医术，岌岌乎湮没矣。加以西法流入中土，浅尝者竟谓中不如西。吾谓医之道，无分中西，临床治病，其理则一，惟术有不同焉耳。西医重剖视实验，其法专藉治疗器具、药石、化炼、细菌培养等科学为辅助。国医以气化理学，可以内察五脏六腑，外明经络血气，更无须科学医具之助也。故国医之学，哲理也，通乎天地，统乎民物，果能潜心玩索，实包括无限妙理焉。

沪上刘蔚楚君，国医深邃之士，亦当代之名流。弱冠舍弃科名，受承杨公医术，并亲批《本草》，修订医籍，如陈修园、叶天士、王士雄、孙一奎、徐洄溪、喻嘉言、汪讱庵《灵素纂要》，黄宫绣《本草求真》等书，详加评定。复将生平治验之案，历历笔之于书，即西医不治之大证而

---

① 俞跗：多作俞附、俞跗。上古医家，传说为黄帝时代的良医，精于外科。

屡治。君之术久为南北所推重，而杨公来仪深邃之医术，为君发阐无遗矣。癸亥秋，余与马君瘦吟组织沈阳医社，发刊杂志。君不时来稿，惠我宏猷①，虽未谋面，已结神交。近阅周君小农致李春芝书，云君著《证治丛录》一书，刻将再版，并转索余言为序。余以学识谫陋，无所发抒，谨赘俚言，略当塞责。惟愿君于证治案外，如诊断、病理、药物等，广为搜集，惠我医林，是为余之所切盼也。是为序。

十四年夏
奉天医士公会编辑宗之沈文魁拜言

---

① 宏猷：宏伟的计划；远大的谋略。

刘景素序

　　窃谓号称医术神良者，系乎医案昭垂，既录其审证处方所验，何病复克津梁，奕禩沾溉后人，而徒恃一时愈疾，毫无著述者，不与焉。夫医者之愈疾起死，未尝不贵也。所赖以医术结晶者，非仅以起死愈疾为难，而必附益案验乃足贵也。然医案之滥觞实昉于史迁之传扁仓，一则以志其医验三条，一则载其诊籍廿①四以视。夫东西医家名此为诊断书，时贤谦称为证治丛录者，要之历记治病之成绩则一也。香山医家刘君蔚楚著有《遇安斋证治丛录》一书，由神交之周君小农转赠，谓斯编将增案再版，索序于素。于是捧阅一通，始叹先生丁年才俊，早著青衿；继钦其御盗兴学，慷慨捐资；终佩其还生就医，绍杨老之秘，衍肉骨之技。犹欿然自视，归功于良传者也。藉曰：未信则斋何以名遇安欤？则医案何以名《证治丛录》欤？非谦抑为怀，铭心师德，务使毕生顾諟不忘者，何克出此？及谛审其论，国粹也，每惧夥颐奥衍转有沦胥之忧；其叙验案也，虽遇重病奇难，每洞隔垣之照；其评骘药物也，究体虚，参新药，洵有通变思深之慨也。矧又闻先生潜心于药王之学，治疫步余氏之规，尤复术擅温补，媲美东垣，又奚怪患虚损者咸登寿域春台者耶？迩者盱衡此册，其殚洽②已足

---

① 廿：原本为"念"。
② 殚洽：广博详尽；广见博闻。

挽岐黄之未坠。此后再版，定当再有发挥，极微言于未绝。鄙人敢竭斑见，敬贡刍言，尚希天锡上寿，造福医林。闲圣道之正传，度后学之金针也已。《诗》云：高山仰止，景行行止。虽不能至，心向往之。窃愿宇内中医，低徊有感于斯诗，而私淑刘公之三昧也可。是为序。

民国十四年春
沈阳刘景素拜序

顾培玺序

无锡周小农君，杏林中翘楚也，树赤帜于九龙山梁鸿溪间有年矣。博通农黄灵素，周秦汉晋唐宋元明清诸医书，济世活人，非滥竽橘井者比。与余通鱼雁，将两易葛裘，慕蔺虽殷，未尝一识韩荆州①，愧何如之。兹承赐《遇安斋证治丛录》，读陈君乃润序，知著者刘先生，名永枌，字蔚楚，广东香山县人。清邑庠读书攻苦，患遗精嗽血症，中西医不能疗，咸自为鬼录中人。经其师杨公来仪诊治全愈，遂舍科名受医业，简炼揣摩，深入兰台石室闳奥，如治痰喘、肺胀、鼠疫、湿温、自汗等，审症察脉用药，非时医所能望其项背者也。读周君序，知先生文学师刘锡熊、黎炽南、黄槐森、林琴南诸前辈，皆大雅宏达，故能成大器。论医道、论药物、论诸家学派，名言谠论如金玉，如药石。得杨公来仪衣钵，学有渊源，所起膏肓诸大证，为西大医所不能治者，固足以障欧风而保国粹也。读先生自序，知于古今医籍，寝馈功深，不徒于陈修园、王士雄、孙一奎、叶天士、徐洄溪、喻嘉言、黄宫绣、汪讱庵等书，亲加批验，所治辄奏肤功也。先生医学，其将陶范阴阳，钩稽造化，见垣一方，为中国龙府中人。诚如周君言，积

---

① 一识韩荆州：唐代李白《与韩荆州书》引曰："生不用封万户侯，但愿一识韩荆州。"韩荆州，名朝宗，唐高官太子宾客韩思复之子，曾任荆州刺史，以简拔后进而知名，深受当时天下士人所敬仰。

验成《证治丛录》，发摅圣道之精微，指导医林之规范，拒诐闲正者，际此群言淆乱，著书救世，譬诸荒年谷、腊月衣，谁不受其实惠耶？挽既倒之狂澜，作中流之砥柱，使天下后世知，理化为医道之星宿海，实验乃证治之益智囊也。彼剖腹、剪肠、取胎、截骨、钩筋、割痈、洗脑髓、易眼珠等术，中国史籍自古有之，彼特以此为眩异而矜奇者耳。先生胞与为怀，周君言其年逾花甲，寿考期颐，可操左券。请毋自谦，亦毋自委，丹铅余暇于望闻问切外，凡中医学理逐事发挥，而张大之，刻其书而风行全球。俾五洲万国之为医者，无分中外，皆入甄陶，不为聋聩，使民不夭札，国无病夫，岂非先生所大愿，而同人所翘望者乎？如曰著作等身，与《千金》《外台》，同为日月经天，江河衍地，所弗论矣。

民国十四年乙丑闰四月初四
无锡顾培玺宝初谨序时年六十

刘峻序

甲子七月，余游西湖归，勾留沪上。友人周小农自无锡邮书，附以刘蔚楚先生《证治丛录》。读之觉其心思缜密，不落恒蹊。亟谋把晤，适苏浙、吾粤事起，忽遽言归，祇报小农以书而已。今春周来札，以卫生增刊及《丛录》征序。得先生书，则意殊谦抑。余不禁慨然曰：医道之沉晦，至今极矣。古者医师之制，载在周官，岁会月稽，十全为上。宋之《太平圣惠方》《和剂局方》，清之《医宗金鉴》编校，诸贤莫不各积经验，始成实录，嘉惠后人。迨其中叶，苏常各郡，尚仍有医学训科之设。业医者，枕胙经籍，承受师传，然后出而问世。其业由是重，其效亦由是彰。同光以降，西医内渡，日多设院，治疗有剖腹截肠，用药有针贯注射，研究生理、药物、微菌诸学，精诣独到。其授徒也，必临床实验，积理宏富，故能自树一帜，起人崇信之心。厥后华人习之者，多缘语言文字之隔膜，故一切逊于西人。以言载籍，则翻译多讹。降及今日，急功近利之流，肆其夸诈。失业贩夫，垂老学究，糊口无术，以医傍①门。银翘桑菊，信手疏方，侈然夸于人曰：吾固师鞠通也。桂附姜术，振笔疾书，悍然号于人曰：吾固师仲景也。询以致病之因，茫如此，则吾国医士之弊也。儇薄伧夫，狡黠巾帼，因利乘势，设肆广衢。篓楱之内，刀针烂

---

① 傍：原本作"膀"。

然，目镜胡服，嚣然曰：吾注射专家也。门阈之内，标本排列，袒臂短裙，傲然曰：吾以解剖名著也。问以全体之组织，复茫如此，吾国习西医者之弊也。其以他人身体，供其试验则同。噫，皆屠伯也。世之人常识薄弱，性情驰骛，见其猎声誉，美衣饰，盛起居舆服，咸愿以生命付之。彼辈遂得暗售其伪，此病者所以日多不起欤。蔚老以通儒抱病日久，身经百炼，更历诸医，卒遇至人，以疗厥疢，慨然就学，衍其流派，出以治人。师古而不泥古，爱今而不薄今。观其《丛录》，仅此数篇，大旨已具。取法惟求乎上，执中以御四旁。服膺《灵》《素》、喻、徐、陈、叶，今者宏兹钜制，沾溉医林。吾知是书之出，效用愈彰，跻斯民于仁寿，登有众于春台，固不仅贵洛阳之纸而已。因为略述如此，并书以告小农。

中华民国十四年乙丑闰四月

番禺刘峻筱云谨序

俞浚鉴序

　　盖自医者，知辨症处方之难也。萃其平生经验之成绩，以诏后人之诊断，而医案尚也。其中有自记者，亦有他人代记之者，其体格大都不厌精详。如前清，华岫云慕天士老人之名，搜其治案，辑《临症指南》一书，风行海内，至今医林家弦户诵者是也。但叶氏精义所在，每浑写大意，甚则仅举一二言，其病情经过若何，结果若何，殊觉阙如。较之喻氏之《寓意草》，原原本本，将病理药宜，发挥描写，明度金针者，固有间矣。夫大名鼎鼎之叶氏，当时诊务发达，急足延聘，日不暇给，势必只有要言不繁，而编集又出他人之手，故此类医案，学者备为参考则可，若以为实地审症之用，恐犹未也。如恃此为枕中之秘，极力摹仿，其临症果能指挥如意，告厥成功也耶？故自《临症指南》之风开，医案价值日以堕落，非天士老人害人，乃袭取天士皮毛者之自害也。然而，古今之医案伙矣，瑜瑕互见，工拙不同。窃将近日所刊行之医案，心所佩服者，如李冠仙之《仿寓意草》、养浩庐医谈《旧德堂医案》、刘吉人之经验概论《崇实堂医案》类，皆反复详明，指陈切实，列诸裘吉生先生《三三医书》中。此等医案，读之引人入胜，辄若聆名师益友之谆谆告语也。比无锡周小农先生，特赠余以刘蔚楚翁所著《遇安斋证治丛录》，且曰刘翁将其生平治案数十则刊入《证治丛录》，再版行将与世相见。浚于是，更欣然于有绝佳之医案产生于世矣。因刘翁之医案，曾有六则登于《三三医报》，浚固得而读之矣。辨论之精，识力之超，苟非寝馈《灵》《素》，融贯古今者，能言之乎？虽所见者只此六案，而十百千案已可于六案中赅之。况刘翁者，周君之知己也。周君著有《惜分阴轩医案》，其体裁与李氏冠仙、何氏蠖叟等医案，其详细均仲伯之间。周君固医界之卓卓者，刘翁之案久为周君所深赏，将沾溉医林，活人寿世也，奚疑？且此种切实之医案日多，则笼统之医案日少，后之人取而研究之，岂非医道之进步，病家之幸福哉？且医者之有医案，叙其当日经过状况，写其着实下手工夫者也，进退权衡，具资参考。人苟读医书而弃医案，殆犹读经而不读史，纵能为言论家，决不能为实行家矣，其要如此。浚于是窃议叶氏医案之流弊，并近见良好之医案，质之刘翁。更望世之读刘翁之案者，特较叶案，果孰详孰简，孰为良导师也，亦明矣。嗟乎！浚不文，于刘翁不能有所表章，然尝鼎一脔，已知刘翁医案之足贵。小农先生以浚为知医，命以序言，固深愿得附骥而结翰墨之因缘也。谨序。

民国十四年古历四月上旬
上虞俞浚鉴泉甫拜序

胡天宗序

今夫日月星辰，天之证也；山川草树，地之证也；伦常日用，人之证也；五运六气，表里阴阳，时气之证也；风寒暑热燥火，病患之证也；金石草木，谷菜鸟兽鱼虫，药物之证也；补泻宣通，轻重滑涩燥润，医法之证也。然日月有薄蚀，星辰有移易，草树有荣枯，人事有治乱，亦如医者之五运六气，表里阴阳，顺乎天而应乎人，不容胶固，合于古而不泥于古，验于时而不失其时者也。或者茫然不察一病，入手杂药乱投，三指诊来浮沉不辨，非特有乖天地之道、人事之宜，亦失医人之本旨矣。无惑乎今日之信仰西医，而叹我中医之不振也。夫医者，意也，理也。按证施治，本乎意之当然；切脉辨方，顺乎理之自然。而又合群策以研究，结医会以讨论，集众长而为一长，汇多证而衷确证。《易》曰：前车当鉴。管子曰：老马识途。考证详明，又何患医学之不蒸蒸日上，驾西医之上哉。迩者，刘蔚楚先生道高轩素，德媲慈航，寿逾六旬，济人无算。前刊《证治丛录》一书，探天人之秘奥，扩识见之精微，有美毕臻，无微不抉，久已脍炙人口，奚俟揄扬。今又再版行世，其嘉惠后学，仁术仁心，有加无已，不禁颂无量佛丈六金身矣。昔者古吴叶氏，集《临证指南》；薛氏一瓢，编《医经原旨》，垂于后世，名冠当时。今者名儒张君寿甫著《衷中参西录》，陆君晋笙辑《蜉溪医论选》，杨君如侯编《灵素生理论》，窥其学识并至，实由经历。今先生重刊《证治丛录》，具有心得之。传古有张李朱刘，四大名家，今有张陆杨刘，四大硕彦。诸公名宿新著，海内风行，寿世寿人，功同日月，觉媲美前贤，有过之无不及者矣。神往之余，不揣固陋，爰乐一而为之序。

民国十四年孟夏
古歙后学胡天宗拜序于惟吾医室

王祖彪序

　　客岁快睹刘君蔚楚所撰《医国宜融会各家勿偏一派论》，真觉精神团聚，兴摇五岳之云；魄力沉雄，气摄三江之水。以视拙著之《用药不可有偏说》，其高下固天壤悬殊矣。乃辱承刘君奖饰，与诸时贤钜制，同声嘉许。虽揄扬溢分，然不可谓非文字知己也。兹因刘君《证治丛录》将增订再版行世，周君小农索序于鄙人。夫刘君佳作，无异黄钟大吕之音，振聩发聋，谁不折服？其义诵之崇宏，亦何俟鄙人之谍谍？惟是鄙人有不能默尔息者，鄙人才不逮刘君，学不逮刘君，而其先议病后用药，则恰与刘君同。盖鄙人读轩岐典籍已五十余载，悬壶行道已三十余载，其所差堪自慰以慰人者，一言以蔽之曰：识病而已。良由病之不识，药于何用？近四十年所投上海联合会诸稿，无不以此宗旨为挥发，阅者亦颇欢迎。现观刘君鸿篇，其处方之精巧，用药之神奇，诚为巧而不伤于雅，奇而不轨于正。宜其着手成春，然握要持原，大都得力于识病而已。不然如产后痰闭喘绝，而未明其为风热气逆病；风温热入胃腑，而未明其为风温食滞病；鼠疫两腋结核，而未明其为火毒血瘀病；痄积便结，而未明其为攻伤中气病；分娩血晕，而未明其为阴亏阳亢病；头重呕吐，而未明其为湿温类疟病；惊气颤振，而未明其为肝热痰结病；阳虚自汗，而未明其为阴伤阳剥，真火浮游病；子宫发癌，而未明其为肝动脾虚，外风乘袭病。讵能因应咸宜，药到病除乎？今不过略举案中之二三，余可类推。总之，药到病除者，固药之功，而究其所以能药到病除者，则识症之功也。惟刘君既恍然于各症之渊源，而用药又能满各症之分量，故批窾导窍，措之裕如。孙真人所谓智圆形方，胆大心小，二语堪移以赠，而鄙人则自愧弗如也。至《录》中追溯师长治疗之恩，调和诸家学术文辞之异，其忠厚洵超越寻常万万矣。鄙人因念当今之世，欧风东渐，美雨西来，景仰西医者，鲜不骂中医为腐败。庸讵知中医之浅陋者，固实繁有徒。中医之完善者，亦不居少数，而刘君其杰出者也。生死人而肉白骨，洵足以当之。刘君长鄙人三岁，其造诣则过鄙人远甚。一开卷一颜汗，爰泐①数行，以志倾倒云尔。

> 民国十四年岁次旃蒙赤奋若②长至节③前六日杭邑
> 王祖彪镜泉谨序

---

① 泐：书写。

② 天干地支的别称。旃蒙：十天干中"乙"的别称；赤奋若：十二地支中"丑"的别称。

③ 长至节：冬至。

张国华序

刘君蔚楚直谅多闻名士，亦名医也。余素未觌面，自征诗得周君小农介绍。刘君推周君之爱，不吝珠玉，惠我琼瑶，良深感佩。余于是得知其才之渊博，想见其人之侠义，然犹未识其医学之精深也。旋由周君得其大作曰《证治丛录》，回环雒诵，乃佩其精深于医学者，有由来也。君以幼年攻苦文学，积劳成虚，积虚成损，一息奄奄，几致不起，岌乎殆哉。幸天佑吉人，得遇良医杨公来仪救治，始庆再生，因而弃儒求医，即受杨公之学而学焉。当此疾虽已痊，而孱弱之躯，尝以医药自治者有年，洵以此身，为医药实地试验场矣。复推己及人，则其医学之精深，自不待言。所谓久病成良医者，非耶？今年春秋已六十有二，溯自疾痊学医，以至今日，积数十年之经验，则其医之与年俱进者，不更可想耶？兹出其著述以公诸世。夫乃知彼时得遇杨公救痊者，天殆欲留其身以有待欤？不然何中西医俱辞不治之证，犹竟能遇杨公，起九死于一生哉？《经》云：得其人乃传，非其人弗传。刘君能承杨公之道，以活人而传世，可谓传得其人矣。今欲将是编增广再版，流通海外，余虽不文，勉抒数言，聊附骥尾，以表景仰及神交所自云。

民国乙丑岁春月

慈溪张国华生甫撰

徐相任序

　　不佞学医二十余年矣，未尝一日不存昌明中国医学之志愿。顾以学浅绩寡，而对于当世有真才实学者，又未尝不低徊流连，心仪其人也。日者周君小农邮寄香山刘蔚楚先生大著《证治丛录》，盥诵一过，主要在记师恩，陈事实。虽吉光片羽，略见一斑，而精理名言，未遑悉数。先生尝病非常之病，得杨老前辈非常之治而愈，因从受业，而尽得其传。迄今读之，其用药之重，经过之久，亦有非常研究之价值。以虚损无阳之大症，实不得不如此用药也。若识浅胆小者见之，未有不骇而却走者。此症以质弱患遗精嗽血，初误疏散，次误滋腻，后误敛涩，遂不免以补阳收功，似奇而实正也。夫虚症之生死，全视胃气之存亡。当时胃绝便秘，为腻涩药所劫，虚损无阳，立法纯以阳运阴治便秘，故不忌归芍。因胃气将绝，故以茯苓活动诸补药，玉桂协熟地、五味子，取其引火归原。遵陈修园法，偶用麝香二三厘，引药通脑。在七八月渐愈，以后始不忌其走窜，而克奏肤功。若虚劳病宜阴阳两补者，辨之之法，喜干不喜汤者，为胃阳伤；喜汤不喜干者，为胃阴伤。胃阳伤则附子粳米汤加火麻仁，下用蜜煎导，用药者一帖宜入童便一盅，阳回宜即顾阴。胃阴阳两伤，辛烈药宜参甘柔，用河车、山萸、龙牡、菟丝、蛤蚧、青铅等，庶虚风遗精嗽血，面面俱到，自可收效。今杨公治虚损无阳，以阳运阴，阳药之重，真是补天浴日手段。如许补品，全恃此大力者，负之而趋，费曲折救治之苦心，吾无间然矣。此种大症，世所多有，未遇良医，而终归不救者十人而九。嗟乎！自元明之交，偏于河间、丹溪，而立齐、景岳出而救之；明清之交，偏于立齐、景岳，而天士、孟英出而救之。近人又不免偏于天士、孟英矣。虽以虚寒大症，仍守清养轻法，乃无人出而救正之，吾所以对于此书，而重有感也。不佞学自费氏，费氏以善治虚劳，名闻全国。皮相者方以用药过于轻淡为病，不知固为轻病设耳，一遇大症，外舅绳甫先生制剂，亦非常之重，吾尝屡见之矣。轻病用轻，重病用重，自然之理。凡有大学问者，必有真见解，但知病之虚实寒热至何程度，必当用何等药可以救济而已。门户揣摩，岂所屑为哉？愚见是否有当，还以质之先生与周君，希有以教我焉。

乙丑三月十八日
江苏孟河如弟徐相任拜序

章洪均序

　　粤自中外交通，国政改革，潮流激荡，盛唱维新，肆诋旧学，将有尽数推翻之概。凡百如斯，而医学为尤甚焉。夫我国医学，创自炎黄，数千年来，特以气化之深理，大著治疗之神奇。寿域诞登，薪传不息，简籍俱在，本能探索而有所得也。第庸妄者流，不知殚精力学，粗识药名，冒称方技，幸弋获以渔利。藉标榜以攫名，草菅人命，而弗少退却顾。于是物腐蠹生，攻斥蜂起。外学灌输，趋重实验，乞灵机械，从事剖刳，取效俄顷，耳目一新，虽喧宾夺主，固有偏长，然其甚也，竟忘国故，徒骛浮华，只习皮毛，忍相矛盾者，则比比皆是也。两者相衡，其失则一。其有障碍于文明，而为民生之贼害者，亦相去不一间也。噫，学说以研究而愈明，艺术以争长而益进。中西虽有流派之分，究竟同以活人为事，正何妨互为调剂，采彼长而补己短也哉。丁此时艰，有抱振兴医学之宏愿，拯救民厄之热忱者，宜乎早当从事于此。读刘蔚楚先生所著《遇安斋证治丛录》，不觉跃然喜其有征矣。仰惟先生凤禀环异之资，沉潜文史之学，勤劳致疾，几成损候，已濒九死，倏得更生。且因病魔之纠缠，遍历中西之医治，亲经试验，痛苦备尝，利弊长短，了然在胸。故承杨先生之教治，发愤由儒而入医。初溯源于《内》《难》《伤寒》《金匮》，更博综历朝诸名家，复广采近代喻、陈、叶、王各著作。浏览批点，含英咀华，具大手眼，取精用宏。所存活治案，真有一发千钧之关系，并示心小胆大之精能，辨似析疑，出奇制胜，益人智慧者实多焉。兼以生长粤垣，往来海埠，多所闻见，犀照靡遗。故议论直切，毫不偏倚，记述确真，无少假借。较彼逞己臆见，作隔膜谈者，自宵壤之迥别，有目者当共知之也。时不终否，势多变迁，民生疾病，既已渐异于昔时，中西医术当有汇合之一日。先生此编，其将为之嚆矢①也乎？善哉。先生之言有曰，中西比较，各有专长，坠者承之，绝者续之。蔽以两言，亦惟实效之是求，勿空言之徒骛而已矣。即此可以窥见先生学问之深，见识之大，更能持之以正，行之以诚，斯能言之明切如此也。倘使学者尽能心先生之心，学先生之学，医术之进化，当一日而千里。酌剂盈虚，两相融洽。言中者，固可免故步自封之陋；言西者，当亦知大言不惭之非。民生之夭札，可渐减；疫疠之传染，将无从。讵非全世界人民之大幸也欤？当亦先生贯彻宏愿，展布热忱大目的之所在也已。均也生居僻壤，学鲜师承，只一念之普济关怀，常千里而闻风向慕。前岁壬戌以购书籍，得与无锡周小农先生订缘翰墨，屡承寄赠佳书。今复承其嘉贶②先生之鸿著，并蒙不弃，嘱附弁言。二先生皆当今同道中之硕果，更属前路之明星，均何幸而得缔此神交也耶？谨按大旨抒陈管见，敬还质诸先生，其将颔之许为能知一二也乎？抑将哂之斥为芜秽不修也乎？敢复转以质诸同道之善读此书者，必将不龇均言，待之他日以为左券可也。

中华民国十有四年乙丑岁夏正闰四月
上浣绩溪后学章洪均叔和甫谨序

---

① 嚆矢：带响声的箭，比喻事物的开端或先行者。
② 贶：赠；赐。

萧介青序

予少尝从吾家秋帆先生游有年矣。（时在甲辰、乙巳间，先生居东社方，著读史随笔。）先生与襄阳方亮甫、石甫昆弟相友善。二方氏者，清奇士也，其品概学问，皆超绝时流，而皆精医理。其为医也，宗仲景氏，孤诣苦心，直追古人，然皆不得志以死，而石甫尤甚。

今年秋，与先生晤于汉上。先生以予之学医也，为予言其人，而深悲其不遇，并述石甫之言曰：振兴医学，不外讲明仲景之书，以上溯轩岐。欲读仲景之书，则以钱塘张志聪隐庵之注为基。又曰：医学不明，非一世矣。国家不以此抡才，士大夫皆鄙弃之，以为不足学。而学之者，又皆出于迂谬无聊之浅。夫尝拟定医家课程，以《内经》《伤寒》《金匮》《神农本经》四书为正课，《说文》《尔雅》《周易》《公羊春秋》为预课，博物、生理卫生、物理、化学四科为辅助课。其言甚奇而确。又曰：近日新学之士，所以诟病中医者，有二说焉。一谓中医不识解剖，无从证验也。夫人身脏腑之部位，骨骼筋脉之钩缩结束，毛囊汗腺之形状，《内经》之所记，生理学之所编，固已彼此吻合无异词矣。至于神气之游行，阴阳之顺接，营卫之生始，生机既断，作用全失，此岂解剖而可得者？人身犹机器也，脏腑之真气，充积于体内，犹齿轮也。然所以不同者，齿轮之相推相引，相摩相荡，拆卸之后，而迹痕犹在。真气之相引相摩，相推相荡，拆卸之后，而印象不存。

解剖之说，不足以难中医一矣。一谓中医运气之说，近乎玄虚也。夫五运六气之说，出于《素问·阴阳大论》。五运者，金木水火土也；六气者，风寒暑湿燥火也。其言司天在泉也，似《易》之言山泽通气；其言胜复也，似《易》之言往来；其言岁会岁直也，似《易》之言卦气。盖古圣人深明于天人之际，之七篇者，特微启其机缄，以待后圣之阐发。又有进者，五行之在天壤，可由质而化为气，又可由气而凝为质。西人既实验人之身体，各具若干成分之原质。试问所谓铁者，非金而何？所谓炭者胶者，非木而何？所谓燐者矿者，非火而何？所谓石灰者，非土而何？至于水分，尤为显著。而《内经》所载，又有其至精者。同一火也，而有少火、壮火之分；同一土也，而有燥土、湿土之异。盖人身内之五行，指气化而言，与行质之五行，可一可二。与星相家五行，绝不相蒙。则玄虚之说，不足难中医二矣。时闻言默然，若有感于中者，以谓斯人而使湮没无闻，是后死者之责也。

前在京师旅次，得读刘公蔚楚大作，心焉向往。及沿江南下，适刘公所著《证治丛录》将再版行世，赠序者均医界耆宿，政学界之文豪也。公生于富有藏书之家，幼受庭训，经史百家，无所不通，诗词歌赋，名重当时。身入序庠，任侠好义。攻苦文学，积劳成疾，虚劳症见，中西大医棘手。后遇杨公来仪救治，始得更生。自是弃儒从杨公学医，三十余年，活人无算。凡著述脱稿，各医报争先刊登，文章之价值可知矣。其学以《灵》《素》为骨，仲景为干，下逮金元刘、李、朱、张、喻嘉言、陈修园诸家，融彻贯通，不名一派。其临证必审夫阴阳、表里、寒热、虚实，其立方必循经着治，对症下药。遇大病用重量之剂，往往起死回生，开后学治病无数法门。介学医也晚，尝恨不能窥《金匮》《灵》《素》之奥，于公之学，无能为役。然幸自从公游，每遇疑难，辄蒙公恺切指导，受诲最深。则公之书，介不能以无言，故述方氏此语，质之于公，以当请益。而使方氏之言得附公书以传，当亦公之所许乎？昔古人著书，平生师友，其学说遗文，多所采录，不厌其多。则介今日之心，亦犹古人之志也。空山静坐，沉思孤往，其尚勤加教诲，匡其不逮。介日望之。

民国十四年乙丑秋
后学萧介青谨序

李慰农序

　　刘先生蔚楚，闽人也，琴鹤来游，隐居申浦，萧然物外，间以医学自娱久于医报中。读其论著，知为有道之士。农因编《如皋医学报》，欲得其稿以光余报。因上书先生，以先生之精治虚劳将亡，室于氏之亡于虚劳，作书告之。先生复书来详细剖析，读之蔼然。后鱼雁往还，析疑辨难，获先生之益无穷矣。先生少受业于林畏庐夫子暨诸大师之门，文学湛然，其辞无一字无来历，卓然成一家言。旷世以来，溶经铸史，发挥医道而能精理条贯者，惟先生一人而已。今先生允周君小农之请，著《证治丛录》，皆本诸历年症治之实验，可法可传，并可示范后学，且将出增订再版。农闻而喜之，因叙纳交始末，非敢谓之数语者，遂能尽先生之蕴抱也。

中华民国十四年岁次乙丑春

如皋李慰农拜序

王念恒序

刘公蔚楚，良医也，大江南北所至知名，其著作尤为闽、粤、江、浙、山、陕、京、津等处医林所嘉许。轮辙所经，活人无算。辛酉春，京师大疫，余亦大病，几为医殉，家人惶骇，深以不治为惧。时余与哲嗣伯材君同官法曹，幸得请医于公，辨证①为春温误药，当应而瘥然。初治五日，神识渐清，始知公之日来救我也。公之术，真神乎其技矣。默察公术，了无他异，所异于人者，学识湛深一也，脉理精通二也，胆大心细三也，用药灵活四也。凡此四者，皆轩岐仲圣大法，岂钝根夸躁者流所能解耶？公在京，名贤倒屣，余每公暇，长领教言，感服之深。尝请以其绪馀公诸当世，公每以学非深造，及不暇著作为辞。今读是编，又闻积稿将加再版，益信公之术不必以医名，而公之医，已恢恢乎道寓于术矣，利人岂有涯涘耶？是为序。

中华民国十四年春

古燕世愚侄王念恒序于京师法廨

---

① 证：原本作"正"。

王桂林序

　　夫人生天地间，与吾人身命为患者，疾病也。御疾病以保吾人身命者，医药也。古今医书，汗牛充栋，崇尚言论者半，专务淹博者半。殊不知医药之要端在实验，非徒擅文学者所可比拟也。历观医集中，如张景岳，论说非不博辨①矣，而言多理想。类书中，如王宇泰，搜采非不宏富矣，而泛滥无归。病者之症变无穷，医者之工夫宜审。苟非明实理，据实症，由实验，收实效，以笔之于书，何能贻后学以方针，无悔于己，无悔于人，而尤无悔于天耶? 刘公蔚楚深知此理，岁乙丑刊行大著《遇安斋证治丛录》，据实症，谈实理，在在实验，洵可为医界独树一帜。近又增刊大著再版，将历年经验有得之症案，委细叙述，复约而精确，能导后学以率由，扫空谈而昭实事者矣。他日拙著《实验医铎》将师此意，必以实验为宗旨，蔚公真我师也。公世居广东香山县前山乡，家传儒学，世德作求，至公而以文名，继以医名。桂林自与公通函千里，如面谈明亮精湛，获益良多，非过来人万不能摹其实状。值此编续刊，故敢为之序，而志无穷之景慕焉。

民国十四年夏

山东诸城县王桂林肖舫谨序于中医讨论会

---

　　①　辨，原文作"办"。

杨燧熙序

今之侈言医者，莫不扬西而抑中，然论外症解剖，西医不为无功，至论内症风寒暑湿燥火，表里、虚实、阴阳，中国自神农而后，圣圣相承，代有国手。况近代医学昌明，医社林立，集思广益，精益求精，尤非偏板之西医所能抗衡乎？伏思时中之圣，无可无不可之孔子，虽不以医名而言近旨远，凡事皆可类推。孔子谓：夏礼吾能言之，杞不足征；殷礼吾能言之，宋不足征。又谓：上焉者，虽善无征，无征不信，不信民弗从。征者，何证也。事须有证，何况于医？医也者，性命攸关，存亡所系。医不辨证，必至颠倒错乱，药石杂投，非徒无益而又害之矣。子之所慎疾与斋战，并称慎疾不祷，亦敬鬼神而远之之意。且伯牛有疾，自牖执其手，即知其命之亡。孔子非神于医者乎？神于医而不言医，犹之善《易》者之不言《易》耳。刘蔚楚先生身列胶庠，术精和缓，圣门高弟也。以名儒而为名医，所著有《证治丛录》行世，分门别类，博引繁征，诚济世之津梁，活人之宝筏。世人无论行道与不行道，果能家置一编，朝参夕考，知某证宜忌何药，某证该用何方，按图索骥，自然药到病除，名播寰球，功同再造。《临证指南》诸集，不得专美于前矣。志此钦佩，若云作序，则吾岂敢。

民国十四年岁次乙丑
镇江杨燧熙氏序于平心医院

自 序

　　天下非切己之事，则其求之也不专，非切肤之伤，则其言之也不恳。医学亦其一端也。余始祖，原籍江苏，迁南雄，至中行公，宋理宗四年，敕授左右江提举，避元乱，遂家于香山县前山乡，而启余族。先君子蓥云公，商于闽，先庶慈随侍。同治岁甲子，余生于南台，少回粤读书攻苦。弱冠，嗽血遗精，虚损垂危，中西罔效。幸遇先师杨公凤锵（字来仪）诊治，幸逃九死。谆劝舍弃科名，受承医学。王公好古，所谓此事难知者，遂略知一二，藉以自卫。数年后，徇亲友所请，转而治人，不无记录。但受业时，承嘱初学于医书本草，实在处必亲批验，乃克奏功。所批如陈修园、王士雄、孙一奎、叶天士、徐洄溪、喻嘉言、黄宫绣《本草求真》，汪切庵《灵素类纂》等。自经民国，粤乱相寻，所记医案及发掘所见录，与一切大文籍，惜随兵燹以俱湮。忧患余生，惊魂悸悸。长子元梓官京师，遣仆迎余北上。壬戌春，又因公偕到申江，居宝山县属，即承无锡周小农先生数以函来劝追案著。自知精神颓惫，学问荒芜，勉强录成，怀惭应命。第以溯洄在抱，敬志恩师益友之爱忱，岂敢率尔操觚，侈谈医术。叙及流寓地点，亦以见拙案，其来有自，更非效陆士衡之先，陈世德、杜元凯之能，述平生也。文籍散失，行箧无书，即再搜罗，疲弱人亦万难耐阅。倘有疏检，大君子谅而教之，有厚幸焉。

民国十三年甲子春日
刘蔚楚序于申江之遇安斋时年六十有一

肖像自题诗

满室生香总是春，药栏次第品花新。
按时收采研金石，炉鼎亲调酿此身。
病除曾忏羯宫磨，且把丹囊入啸歌。
尽有玉机真藏论，名山留取付搜罗。

岁丙寅自题于沪上遇安斋

遇安斋证治丛录撰述门

中西医术案证论

医学陶范阴阳，钩稽造化，自黄农创道，垂五千年，国家民族赖之，厥功甚伟。迩乃藩篱尽撤，欧化东渐，谈西医者，侈侈然曰：中医于原理之根据不知也，形体之构合不知也，诊察之方法不知也，药剂之分化不知也，机械之精良不知也。是乌足以为医，独一自尊，不留余地。或痛之曰：坠绪茫茫，前修其殆将绝乎？余曰：唯唯否否。考意大利之通中国，始于汉。中人之通西学，始于前明相国上海徐光启。中人谈西医，始于前清道咸间，而浸盛于近日。中西比较，各有专长，坠者承之，绝者续之。弊以两言，亦惟实效之是求，勿空言之徒骛而已矣。今姑举一二成案以证之。

余福建太平茶行洋经理霸兰，久咳秽痰，群谓肺病，回英京疗治。英医知为肝患，割去腐叶，虽愈后神识呆钝，而延寿二十余年。余友鲍君紫卿，商于日本横滨，面色萎黄，精神日愈。入东京，日医断为虫病，饮药钳吐一虫，长丈余，背有红黄线三，其病若失。胞侄女，归南阳府知府余瑞云翁家为冢媳①，久患乳痈，痛甚。中国外科束手，德医一割而除。堂弟尚莱一婢，患白喉，朝发，暮即痰塞，气将绝。日医打两针，不逾时痰开气豁，三日清痊。余有友近自美国回，谈一西人孕妇，胃患剧病，大西医以为保胎则伤胃，治胃则伤胎。乃剖腹取胎，放入玻璃箱，养以人身温度。胃愈，纳入生产如常儿。西报遍传，群医钦服。其他洗脑髓、剪横肠、救难产，通天绝技，罄南山之竹，笔不胜书。

然而，余成童时，先君子蔼云公，患气喘，遍访西医疗治，谓气管破裂，始终历治三年。病重时，万苦难当，面目俱黑，卒以是症弃养，呜呼痛哉。余弱冠遗精嗽血，中医罔效，转投香港皇家总医生挨厘时，水师总医生佐顿，治三月，昏晕绝粒。该医召群佐合诊，断定不治。幸遇老中医杨公来仪，断为虚损，救逃九死于一生。敦劝舍弃科名，受承医学，幸能自卫，花甲延龄。师早归道山，活命深恩，长铭五内，每思之，辄潸潸泪下也。余徇亲友所请，转而活人，薄有微效，亦秉师之遗训也。上海霍君守华夫人，中匮②贤劳得怔忡病，治之可愈，不医固可久延叠。经大西医谓心脏虚弱，宜壮以针，共打至百余，自觉浑身滚热，渐闻声惊惕，转侧不宁。及余往诊，惜已血液尽伤，无从挽救。夫针有多种，用针有法，且人与病有合针、不合针者。西医之纯朴者言之，中国《灵枢》经固早言之。今若此，岂其针法之未精欤？抑亦人与病之有合针、不合针者矣。前约廿年，各省鼠疫流行，沿门阖户，死人如麻。

---

① 冢媳：嫡长子之妻。
② 中匮：此同"中馈"，指妇女在家操持的饮食等事。

香港西医谓中国不识治疫，请港政府禁绝中医。各医士求东华院绅，联谒港督、华民政务司，请选西绅院绅十员为监督，以病疫者分授中西医各半，表列成绩，不尚空谈。一考中医治效超过之，西医不服。三考平均以百分计，西医得三十余分，中医竟过六十分。中医赖此以保存。当时华监督，一为韦宝珊姻兄，一为余友古君辉山，经理其事，而粤人犹多，有能言之者也。日斥中人以不知卫生，而人口之繁殖特冠五洲。日贬中医以徒事胡混，而西术之既穷，未尝无法。一重物质，一重气化，各有所短，亦各有所长。但中医能征四失，于中国天气、土宜、性情、习惯知之，较悉总胜一筹，何得入主出奴，自矜门户。

今中医欲存国粹，亦惟保长弃短，向着实处保之，斯可矣。然则保之之法奈何？昔苏子由有言，学不观其大也，虽多而奚为。余谓学不求其精也，虽博而犹泛。中国圣贤继起，经训流传，如《神农本草经》《内经》《难经》《伤寒论》《金匮》《千金》《外台》，金元四大家，类证如《三因方》《六科证治准绳》《正续名医汇案》等，此其荦荦大者，别有群贤著作，至明清而日益加详。须知述者易，作者难，辨论之中，略宜忠厚，只在选尤拔萃，搜取其长。姑以文学喻医学，袁公子才尝谓：读书固不废考据，而亦不得以淹博而自诩其独多。天下之事物无穷，一人之精力有限。历朝本分科考试，即医者之阅历，有时亦囿于偶触之见闻。是故读书欲撷其菁华，类病欲知其差别，虚心求之，小心用之，犹惧比例权衡未能得当。泛而求之，臆而用之，不虑容或失之耶？此言并非固守一隅，弃掷群书之谓。谓一书苟得其要领，余可存而不论者，当留精神，以资别用。况曾见有熟之于口，未必尽应之于手，应之于手，从未有不由积之于心。学有统系，事有基本，术有归宗。书为我所支配，我不为书所支配，约以求贯法，当如是也。

方今海内诸大君子，悯坠绪之将沉，缵前修而勿替。如上海中医学会，近于论一望字，附以叶天士审苗窍①之法，言言典训，字字分明。江苏中医联合会，别类分门，择精选要。山西中医改进研究会，中西综贯，别表考成。杭州《三三医药报》社，远绍旁搜，包罗晚近。复有灵珠在握，名论弗刊，多可益我神智者，拜手不遑。天下不学而知能几人乎？即如解剖，纪文达公《阅微草堂笔记》载：齐召南宗伯堕马，中医换脑，引元世祖战将，剖腹疗伤，时代殊未远也。即如跌②打，中国限日续筋整骨，奏效神奇。学则知，学则能，徒以隐秘而几成绝学耳。中国医学，诸君子已足群起而张之。现英皇与驻英公使朱公兆莘，商议选取中国医籍，研究中国医术。朱公使遂在英京演说《内经》《伤寒论》《金匮》，见路透电，并载《绍兴医药月报》第二期。是泰西之贤达，未始不知中国数千载医学固有特长。摧弱之躯，无能为矣。所望下年志士，先保国粹，再取西法，冶以烘炉，晶结大光，蜜由花酿，万年丕业，下走不胜。拜祝焉。

---

① 审苗窍：诊断学术语，望诊内容之一。详察目、耳、鼻、舌、口唇五官的变化，用以了解相关五脏的病变情况。苗窍，即表现迹象的孔窍，一般指人体五脏的外候。

② 跌：原本作"铁"。

中西医术续论

　　近读报，具见诸君子维持中国医学之苦衷，有加无已，而进以根本解决精理也，至言也。大道弥六合，通古今。论道与气，不特孔孟黄老庄列，言此攸同。递唐宋文豪，宋金元明学案，举莫之能外，惟其理至精。故凡言学者，必言之，所难者深于子学，说得透彻，文字尤倜傥不群，正本清源，足以指导青年于正轨，大可钦服者也。下走立德立言，敢期不朽。然遇杨公，始能救少时之生命。非周君究何由结文字之因缘，既已抽丝，因而引绪，远观历史，近察湖流。窃见最古文明之国，中华也，埃及也，印度也，希腊也，阿拉伯①也。今其现状何如，能勿令人慨然太息耶？弱肉强食，天演淘汰，亡人家国，禁其语言文字，以同化力先化之，不化则以灭种法继之。国之不存，学将安附？所游各省，充耳尝闻，聚语者多述西工，图远者亟思游学，宗邦之贫弱久矣。西医之延聘，渐等中医，信之者稀，将为之者寡。彼挟其方张之趋势以临我，倘仅支以少数贤哲，急流转石，他日中国医学，或只为一种古昔遗闻之学术，殆未可知。故在医言医，过作沉陆忧天之想，无征不信，猥以实点，力与折冲。拙论一开端即曰道，而乃论以术名，非因《晏子·杂下》篇"术"解作"道"，今作"业"解，正是合群力作利器之先谋。学西学者，每议中说，形上为道，形下为器为虚谈，不思非万物固不能形

---

　　① 阿拉伯：原本作"阿剌伯"。

至理，非至理亦何能御万物？从来制器尚象，端肇诸开天明道之圣人，彼乌知之，昔《大易》有随时之义。孔子曰："时哉时哉。"孟子曰："孔子圣之时者也。"门弟子问孝问政，问同答异，固是对症发药，而本旨到底无殊。中医诊治，贯以理，持以法，治以方，施以术，何尝毫无实据？有实据则医学自能成立存在，摧之不毁，破之弥坚，大道光昭，天人感应。下走伸其余抱，合志同方、营道同术之大君子，固共具此爱国之深心也夫。

论科学上中医应有之地位

（以下六论俱为诸医友来书而答者）

周小农先生谓医生取缔领照，章程苛酷，立校须防流弊，及嘱著《国医宜融会勿偏》等，淳淳不已，为吾民拯命，沉痛言之，君子人欤？君子人也。现读各报，有称新发明家矫辞立异，有某欲根本改造，彼谓每病必深察其内状，以求证现。立意非不甚佳，惟遽欲把中药一一分化，概以定质求效。且于中国前贤往训，尽数冷嘲热骂，乃仍欲读最古之书籍，忽欲谈解剖之专工，此类甚多，宗旨无从捉获。

窃中医圣神创道，首重气化，西医则重血液，讲物质，不甚论气，是气化为中医所特详。溯农黄至今，垂五千年，人口未尝剿绝。如其言，则未讲微菌、微生物、细胞、白血球以前，中国民族应靡有孑遗，而何以大生、广生，生生不息耶？则以中医理法，原有生长化收藏之妙用在也。按世称科学，原自森罗万象，钜细弗捐。凡研究原理原则者曰学，施于实用者为术，指定一种专习者为科，于科学上，对于一定之现象，而为说明或主张者为学说。是学说科学，固有表里之关系，彼竟分而二之，乌乎可？况医学，乃理学中独立科。中医发明最早，罔不上探原理，然后别类分门，立法施术，非第物知而已也。立于科学上一地位，谁曰不宜？

现美国人多服中药，英皇访取中医书籍，法医会正在研究中医中药用途。彼欲屏中医于科学以外，势更恐有所不能。世界各国，并不摈斥他国之学，是以印度佛学之犹存。如其言，则学医仅可径习西医，古书何用？加之科学原可一一说明，亦有未能一一确定者。如天文科论日轮，迄今三说鼎峙，其他树论而未归结果者犹多。如其言，浪逐盲从，为渊驱鱼，为丛驱雀，履霜坚冰至，能毋慄然。余子侄戚友，递年毕业于英法德美日各国大学，有所不识，必虚心问诸留学后辈，再不识，必使后辈请教诸大西医。若学说即解明科学，尽人能言之，无劳一人梦呓言之者也。上海养身疗病院，精于用电。余世好徐君公溥谓，始设院于檀香山，少时曾入该院学医。最初系仿中国灌水治病法用水，后进而用电。该院西文自序，亦认治法发原于中国灌水法。是中法已明入科学，否则彼肯无故而自认耶？余姻亲徐君锦城，遣子赴德学医，谓德大医治重病，一人司诊察，一人司断症，一人司处方，意同然后用药。使病人裸体，开一电镜对照，如欲治某处，药入胃，某处蠕动吸收，便是合药，不蠕动便不合药，即酌改求合。徐曾面出其子来书以告余。是不特扁鹊治虢太子，分力施治，即西医中最精之德国，犹互用其所长。在说者鉴于潮流，委曲趋时，用心良苦。但中与西地之相去也，万有余里，俗之各习也，万有余岁。遽责中医中药，不能悉与西人吻合，抑未免绳之太苛，期之过急矣。

至于中说五运六气之加胜临复，不过言非其时而有其气，宜参其变。非若夸博雅者，说作一成不易，如前贤《三因方》[①] 等，尚不免被人指为阴阳家者流。在前古竹版繁重，文字尚简，势必师师相授。譬诸自经秦火，端赖伏氏之传书，其编述俟诸后人，章句错讹，自然难免。然读七篇中，多有精理微言，深有裨于医道，何能尽废？读书者，善会审取焉可也。噫！存亡绝续，一发千钧，有心人同兹慨叹，拟议具体办法。张君汝伟各位，固一再言之，保存国粹，旁搜博考，崇实黜浮，宜先求吾道所自有，再补西学以相参。况中国开化最先，艺文最富，同一事而他书歧异，前刊误而经人订正者，更仆难终。苟倒行逆施，少见多怪，善用者当然有效，而悍异者弃之如遗，亦何能怪学西医者，自残同种乎？爱国者不无过虑也。

二论

近论医者，亡羊歧路。滋惧中国医学之将沉沦者，方矜其新，而不知已自摧其国粹，可悲可叹。遂举教科书曰知，曰学，曰术，曰学说，尽人皆知者，俾知科学，系天下通名，学说即所以解明科学。即使谓科学，自有科学的研究方法。中医非尽不知也，外人方不肯揜我，而我亦须于早著实效。历朝医籍中之可保者，保祖国之菁华，何必尽要弃杖从盲，覆宗殄嗣乎？若论药物分化，中药多有优美成分。举其最畅销，最平常者，如本草注花生，舒脾润肺，西医验得滋养同于米麦。美国人多作食品外，长入夹

---

① 《三因方》：《三因极一病证方论》的简称，宋代陈言著，撰于淳熙元年（1174），共18卷。

俗，嗜之与糖果杂饵等伦。胡桃，注入肾，通命门，利三焦，温肺润肠，补气养血，西医验得补脑，滋养亦优于牛肉。美国制出许多食品，鸟约①人著有成书，其始购自东洋，实则东洋由中国运去，后花旗银行洋总理巡视到天津，见二物罗列，始知出产中国。现天津有办出口洋行廿余家，每家每年每物，小去百余万元，大洋行办至三百余万元。此中西功用相同者，亦有化一药无优美成分可言，而中医对症用之殊效者，其将虽有用而尽弃之乎？抑取有效而仍用之乎？如遽欲将中西吻合，余浅陋，所见以中文译泰西解剖图说等，始于合信氏诸医，而仍是以西释西。若中西合解，始诸唐公溶川，遂多继起。但读时入于目，有安于心者，有未甚安于心者，知北轸南辕，尚未易牵为一辙。我固无能另作一最的当之解释，然安于心，不甚安于心，固纯是天然之感觉，毫无成见于其间，特未知他人入于目，能否尽安于心，有同此天然之感觉否耳。

三论

中西医术，各有短长，屡经论列，并不敢谓西医无用，且谓其有大用，但不可全毁中医之有用者耳。望文摘字，吹毛索瘢，苟知医事之繁赜，实心以共求进化者，当如是乎？即如科学，自是森罗万象，钜细弗捐，而哲学中所称心理学、性理学、伦理学、论理学、审美学与神学等，知之自可增高专门智识。若以之囊括四海，并吞八方，包一切，扫一切，似犹未也。又例如以最高之哲理，几经之解剖化验，创一法，制一药，治某种病，其成效固足震惊天

---

① 鸟约：现用语"纽约"。下同。

下，有裨后世。但谓用此法此药，便能一一尽治愈某种病，多经延聘大医之后，便未敢信其必可能也。近人一见西学，倾头崇拜，至欲举祖国所有而唾灭之。世固有醢其父以为智，杀其妻、射其子以为忠者，彼昂然自大，纵口而谈，自以为不可一世，天下何奇蔑有，恐西大儒未免窃笑其后耳。学问无穷，自应各摅所见，各求其实，何必先毁前哲，毁同群。《上海中医学会杂志》第十三期，载侨美华医谭小张致该会书，谓在美久用中法中药治美国人。虽丁此时代，中医固非无用，但不宜迂腐，须先中后西，以切实处互参等语，是余前谓美国人多服中药，他国亦欲研究中国医药，毫无虚诳。外人并未摈斥我，而我亦何必定要学申公巫臣，自覆其宗，以为快事？何用多言，只可付诸天下公论，及清夜之天良，能否自返而已。余不但自惭浅陋，不敢门外称专，亦非故博忠厚之名，引而休退，正以公论见存，不必个人词费尔。

四论

今有再答论者，余不特于中医学派，原无偏重，即西医西药，并无轩轾于其间，不问其他，求其实效而已矣。惟西药或燥热，或苦寒，或行滞，或破血，或补益，多数杂合一方并用。既有《西药大全》等书，何劳赘述。更有剧烈药，服之要有一定分量，尤有一定时间，违则生变。或此药投入他药，引起化学作用，立刻变色，腾沸升烟，或起火光。试验之时，旁观可见，但自非专精化学利害所关，未敢轻加论断耳。若应用而择用，则固认真审慎，闻诸大西医，而又亲见其屡效者也，今且以最浅近者明之。余友唐君贻栋，德国大化学师之高弟子也，言现在通用之

54

杏仁精，有用铜绿化制的，只味似杏仁，真者价贵倍倍。松盛君言，糖精为一种煤黑油化合物，乃有毒之药料，社会人士则以为糖类也。欧洲大战时，百物缺乏，不得已代糖以糖精，自一九二一年，各国已下令禁止。中国汽水果露种种，仍用糖精，因系图成本轻而获利厚，中政府尚无暇顾及于此云。物犹如此，何况于药，更何论于以中医为百无一长者乎？夫五洲之大，因天之时，因地之宜，因人之俗，自应彼用彼法，否则外洋医士，何能治愈各国百千万万人，然则中国又岂无习惯，岂尽不合我行我法。圣人之于人国，《礼》云"修其教不变其俗，齐其政不易其宜"① 是也。倘必欲人尽弃其学，毁方为圆，殆亦骛新拔本者矣。性命惟宝，对于药而仅言挽回利权者，犹是其人，从浅中劝告之微意耳。

五论

唐公少川，今送《证治丛录》序言，其文甚推重中医，阐扬国学。唐公乃景星世伯同族，先后出洋留学，固皆最早，何尝不识西学，而何以皆不鄙薄中药中医？且学术多有今日以为新，他日已成为旧，绝无存在余地者。亦有今日以为旧，多研究，而他日翻新者。因西儒从未有不以真理求新，更从无先弃其祖国所自有者。余是以极不喜争持，宁安退让，何也？学问无穷，何妨各摅所见，到底是非得失，天下自有公评。一手难遮天下目，如必先毁人以自高，何如？即著书以劝世，学不问中西新旧。如医者之所贵，在"能救命"三字而已，不能救命，虽自号万能之主宰，

---

① 参见《礼记·王制》。

复有何奇哉？余家业洋务，生在海滨，其地交通最早，岂有不崇拜西医，钦其实学。奈自先父兄至本身亲友，经大西医断症，有形之病，极确极明，而结果未尽收良效。是中西各有长短，皆亲历之言，故发言从无不以两仔为重，更知自己学识浅薄，医匪专门。承诸大君子下采刍荛，勉陈所见已耳。《书》曰："满招损，谦受益，时乃天道。"①《易》曰："天道亏盈而益谦，鬼神祸盈而福谦，人道恶盈而好谦，谦尊而光。"② 非余所能至也，而亦不敢不勉也。吾友此后，以鄙见为何如？

六论

医者临床，首察病状，次审病情，再推病理，知其病本，然后用法用方。平心论之，有形实症，中医固无西医审察现状之透实，但明白人，小心人，于形体学、生理学、卫生学种种，未必一一极端背驰。史称扁鹊隔垣洞见垣一方人，似近神奇。然明代姚蒙，诊某学政，一诊即知其肝叶有穿坏，前阴有漏管，长年流水，并豫决其死期。使早遇之，未必不治。此等良医，历代尝有。喻嘉言于实热病后，不畏病人汗出，谓可泄其余滞，又劝多食菜蔬，以流通气血，增益津液。按之西法，亦未违反。醉梦呓言，余自父兄至本身亲友有病，历见西医诊断明确，而效果未尽能收，故每论必中西并存，并未护中医之短。昨有友由北京到沪，言孙中山先生聚中外知名之大西医十余人，费了无限时期，始知为肝病。历治无效，不得不用解剖，解剖则肝脏全见，不止如见，始知为肝癌。然束手无术，仅以

---

① 参见《尚书·大禹谟》。
② 参见《易经·谦》。

世界上最珍贵，绝无仅有之銑射入，为旦夕之苟延，而费已至钜万以上。仍求中医诊治，以冀肉白骨而生死人，不知四见齐侯，扁鹊且走，桑榆之望，毋乃太晚乎？此种意见，实由所见太多而发，只可与诸贤达，如吾友者略言，并非以审症施治。西医为不多奇妙，但未至横绝无伦。须知学问无穷，浅者见浅，深者见深，假如浅又责浅，深又责深，虽明圣大贤，手足其将何措？且人之性资有驯驳，学识有高下，未到后来之境地，安知临症之为难？彼昂首发言，目无天下，然则尽其所说，独有发言者，无一不是是处。试举以质诸天下明眼人、过来人，果肯尽是其所是乎？今日者，沧海横流，试看人间何世耶！骇浪惊涛，不努力以图共济，螳螂之后，知有黄雀否乎？是故名山有几，富贵在天，知不可求，便不轻向名利觊觎，只乾惕以内求诸修省。况阶有等级，道有远迩，由浅而深，本共循之轨道。果以真理修业者，方自求之不暇，遑暇先管他人乎？前清曾文正①公有言：天下之大乱，起于是非之不明，是非之不明，由于人心之不古。又曰：君子不喜千万人之谀颂，而畏一二有识之讥议。可知天下真有识者，自有真公论也。佛家戒诳语，孔子训慎言，人苟肯多从一师，读一书，交一友，经一事，游一地，甘受和，白受采，虚心领益，实验较良，庶不至卤莽鸱张，未必能骤损于人，而先已。博得自误其途，自隘其量，自伤其德，而犹靦然罔觉也。其病根在欲多尚人者，势必陷于自欺，彼固未尝返问天良，

① 曾文正：曾国藩（1811—1872），湖南长沙府湘乡县荷叶镇（今属湖南省娄底市双峰县）人，晚清著名政治人物，湘军创立者和统帅，死后谥号“文正”，著有《曾文正公全集》等。

细查其所医之症，果能战必胜、攻必取否也。余亦何知不过甕处醯鸡，自鸣其意，将人又笑为迂腐，老生常谈。然老生者，或见不生，常谈者，或见不谈，非其人，何妨任彼好自为之，甘缄其口。择医常识登报者尚知应择其所长，而道中人乃反冥冥于眉睫，夫复何言？以后实未有偌大之精神，舌弊唇焦，长劳喋喋也。（注：姚蒙与李士材同时高士也，诊某学政事，见《对山书屋墨余录》[①]。）

录灌水疗病法

创办上海广肇公所，大善董吴公南皋之媳，镜芙世兄之母夫人，与内人兰姐妹也。余入京，闻其手足瘫痪，病久痛甚重甚，内人往候，则是早已入英国旧协和医院矣。是晚吴宅电话来，邀内人往，以为有变，乃吴夫人回宅，已能欢笑承迎，精神清爽。问其故，言到院，大西医诊毕，使数看护妇，挟持去衣，浸温水缸中，再加药水，淋头猛灌，撑持不脱，叫骂不理。约半时许，周身用海绵摩擦，汗出溱溱，始扶出。逾二三时，复如法浴灌摩擦一次。痛止神清，虽未能行动如常，已能举手强立，故出院缓治。大西医谓毛窍闭塞，血脉不通，通则病减等语，此乃以灌水通其气之奇效。夫人体肥，喜食水果，气通即血通，而热外达。又即李士材治某藩王，盛暑重装，畏寒振慄。李

---

① 《对山书屋墨余录》：清代毛祥麟（生卒不详）撰，共16卷，成书于同治庚午（1870）。该书体例较杂，或杂记见闻，或摘录成文，有较大的资料价值。

谓热闭，本应用古法灌水，不肯灌，遂重用生石膏二三斤代之，立愈。檀香山养身疗病院，初仿中国灌水法治病。《内经》云："寒者热之，热者寒之，微者逆之，甚者从之，坚者削之，客者除之，结者散之，留者攻之，燥者濡之，急者缓之，散者收之，损者益之，逸者行之，惊者平之，上之下之，摩之浴之，薄之劫之，开之发之，适事为故。"此中法治病之大纲，而摩浴已揭明其内。又云："气寒气凉，治以寒凉，行水渍之。"旧协和非亦大英国之讲求科学者乎？既师吾法，即尊吾经，不得谓中与西尽是截然两途也。

国医宜融汇各家勿偏一派论略

大道圆通，圣谟宏远，苞符玄秘，启自三坟，《神农本草经》《黄帝内经》与《大易》并垂于万古。尚已虞夏以远，圣神辈出，医名史籍，世有所闻。商之伊尹，周之和、缓，战国之秦越人，西汉之公乘阳庆、太仓公，东汉末之张机，此其最著。《本经》论药性，为补正攻邪之祖，《内经》论理化，为辨证施治之祖。越人取寸口，诊法所崇。仓公进呈文，医案肇始。至张机撰用《素问》九卷、《八十一难》《阴阳大论》《胎胪药录》《平脉辨证》，其用药遵《本草经》，并采《伊尹汤液》，著论《伤寒》，又著《金匮》以明杂病，集群圣之大成，立法用方，开宗明道，医中之圣，夫何愧焉。《内经注》始自隋唐全、王、马，约见有十余家，虽得失互参，而彰明不少。注《难经》《金匮》，约见有数家，较少善本。若《伤寒论注》，时人以清初柯韵伯为观止，然非有晋太医令王叔和缵述，宋林亿校正之，则《伤寒论》之精义早已轶亡。无序列则病别之界线不明，无六经则正变之纪律不明，无方剂则列证之条对不明。后贤乃欲没其功，而与叔和为难。唐孙思邈《千金方》、王焘《外台秘要》，虽《千金》与古法间有异同，犹皆有先民之矩矱①，后人不取而裁之，反推而远之，毋乃是过欤？宋之朱肱、钱乙、陈无择、许叔微、成无己诸书，姑勿论纯驳，师承自守，固有渊源，无所谓派，自金元四大家出而派分矣。

　　且夫万里之山，远极发源于一脉；九河之水，分久亦复于同流。明孙一奎有言："下帷诵读，无间寒暑。"但"索居而窥观，孰若广询而远览"。"于是自新都，游彭蠡，历匡庐，浮沅湘，探冥秦淮，钩奇于越，卒之淹迹三吴焉。所历之地，遇明达而折伏其前，与之谈支顺阑横之秘，叩下遂上争之旨。辨阳入阴入之殊，阐经络和代之异。与夫镵石跷②引，案杬毒熨之法"。三十年，然后"耳目渐广，得于心者，津津渐融"③甚矣。医学若斯之难也，李东垣主升燥，刘河间主苦寒，张子和主抉通，朱丹溪主滋降。李顾脾胃，刘制亢火，张能攻积，朱善潜阳。大师因天之时，因地之宜，因人之遇，各展所长，后学偏而宗之，遂成为派。著书者亦每证前列经训，其实多离经叛道之言。试观好温补者如冯楚瞻，好清寒者如缪仲淳，好猛重者如陈远公，好滋阴者如赵养葵等，不可殚陈。由明迄清，如

---

　　① 矩矱：规矩；法度。

　　② 跷：原本作"桥"。

　　③ 参见孙一奎：《赤水玄珠全集》，又称《赤水玄珠》或《孙氏医书三种》，初刊于明万历十二年（1584）。

王肯堂、卢不远、张隐庵、高士宗、徐忠可、尤在泾、陈修园诸贤，寻源返本，乃重追经训为依归，时人谓之汉派，即经学派。不善学者，其弊流于辛热，吴萸附子，辛姜麻桂，摇笔即来，杂感病当之温热病，遇之宁能幸免？叶天士痛心蒿目，乃发明温热病治法，及阴虚劳病治法。药王轻清活润，讲及充补奇经八脉，演之者吴鞠通、王士雄、雷少逸等，此其能手，时人谓之苏派。不善学者，动辄薄荷桑菊，二冬二至，通套肤庸，为世诋诟。

夫医派合则两美，离则两伤。古今医书，汗牛充栋，淹贯者能详，余之谫陋①，难语于斯。惟尝闻宋儒好以道学，诩心传；明儒好以论疏，矜名节；清儒好以考据，夸博雅。凡名为派，其流必偏。但使好燥补者，能驯少火；好升散者，能识时邪；好滋阴者，能愿扶中；好攻破者，能知节止。庶几仁术，五音和而后身律协，五味合而后鼎鼐调，兼之则明，偏之则暗，此理不可不知也。余所笃嗜，如《景岳类经》《张氏医通》《诊宗三昧》《汪石山医案》、张飞畴《伤寒兼证析义》、虞天益《制药秘旨》、陈修园《公余医录》等，即东粤何梦瑶《医砭》、陈飞霞《幼幼集成》，不无可取。而喻嘉言《医门法律》《寓意草》、徐洄溪《医学源流论》《兰台轨范》《慎疾刍言》，论疾选方，识超义当，斯固有典有则者矣。近读《绍兴医报》，何廉臣《任氏医学心源序》、周镇《立校须防流弊》、陆晋笙《药有对待》、王镜泉《用药不可有偏说》、张山雷《订正诸条》、俞鉴泉《绩学庐笔记》、陆士谔《温热平议》、孔霭如《成氏寒伤营风伤卫驳议》、寿能模《改进中医》、汤仲

① 谫陋：浅陋。

明《经脉血管之我见》、吴锡潢《中西医论》，著书则张锡纯《衷中参西录》、杨如侯《灵素生理新论》、严洪基《金匮广义》等，于医学具有关系，讵可以时人而忽之。余管窥蠡测，所见几何？敬承大君子之下问刍荛，谨举所知，勉为论略。泰山不择土壤，河海不择细流，尚未知有取于万一否，高论云乎哉。

医者勿偏一派续论

医道精微，医者留心四诊，必要察其人心情境遇，《内经》《伤寒论》等已言之。喻嘉言则谓须以己之心，化作病者之心；以己之身，化作病者之身。疾苦呻吟，负墙闻见，庶不逞气意而殃子孙。近代学者，走偏锋，争门户，积习已成，何从救正？总之，为人司命者，宜以人命为重，仁智各言，具①是结果，慎在作因，以此两言尽之耳。夫偏泥古者，戾若虎狼，偏轻清者，弄成肤泛。虽宗尚所偏，到底人自误，而非前哲之误人也。学问无论何途，静气平心，踏着实地，由浅入深，细加体认，则得失要自心知。自古道：人谁无过，改过为难。人类谁是万能，上工难遇十全。闻何廉臣君，历称任氏十六种，固为可贵。我则兼嗜喻嘉言、徐洄溪论说之文，果能融会各学派，一病有一病对付，尽其力而问心无愧。攻补凉泻，毋走极端，斯圣贤所谓寡过，而犹恐未能也。又如虚劳，真有修养自愈，久药不愈者，若重恙则不得不求药，以尽补助之功。补阴

---

① 具：原文作"其"。

如填海，补阳如为山。余之少年，虚损固非修养可愈，非药力不足以回天。又有一种实系痰火，硬作劳病，则温药如利刀杀人。喻公略露之，余亦历见之。至阴亏脾虚，其人不善自开解，脉现细数，如游虫之急行，及两足渐软，又作腹泻，末日已至，万难救一，明者自知。若夫富贵家多喜温补，医者昧天良以巧为迎合，此则不止偏之为害，而利之为害者大也。

霍乱论

（著于丙寅夏）

《内经》曰：清浊相干，乱于肠胃，则为霍乱。是霍乱为肠胃病之确证，而命名甚古也。其病原，西医谓由细菌侵入，壅殖肠胃，中医谓由感受湿毒暑风，理由均足，何也？细菌，西医得诸解剖实验。中医则推原于夏令炎热，人嗜冰瓜，露卧招凉，风邪易袭，及有事外出，日射加临，湿伏于中，暑乘于外，故受病必发于肠胃，而多在夏秋之交。热射则毛窍翕张，故暑又辄兼风也。第因生人之体质各殊，饮食起居之偏过，故同是暑湿也。而症有实热者，有虚寒者，有兼寒热、半虚实者（桂苓甘露饮可以备用），有始实热而误致虚寒者，有治之寒去阳回，再出其余热者。

西医分真霍乱，类霍乱。先师杨公教我，则注重辨寒热，察虚实，分重轻，审前后，兼杂主客各因，定为治法，言之一若无甚离奇也者，大抵初病，热症吐泻、脘痞、腹痛、恶风、烦渴，或至转筋、目陷、脉伏，多取裁于王士雄医书五种内《霍乱论》，黄芩定乱，然照诸方，湿滞多而感风深者，取裁于藿香正气散，去桔梗、白术、姜、枣；暑湿重而少汗者，取裁于香薷饮，扁豆用花；兼七情痰郁者，取裁于金匮四七汤，随宜加减。别有欲吐不泻，胀闷转筋，腹绞痛欲死之干霍乱①，自有烧盐淬火探吐诸方。惟虚寒极者，近人重用玉桂末填脐，盖姜灸艾，换桂姜，灸多炷，总以知觉热痛为止。内服重剂四逆汤，继进附桂理中汤，阳回热出，须淡清其热，津液涸则兼用清阴。而以上各治法，扶中逐秽药之多要参加，则意在排除其浊滞。大略如此，活法仍在医者圆参焉。

夫轻症易辨，若危至目陷、脉微、筋抽、声嘶、指瘪诸状，症似难辨，然能细察其人面唇之紫淡，舌苔之润燥（看病以舌最有凭，次则二便，饮水亦要也），声音之粗细，身体手足之扬掷蜷伏，汤水之甘饮与否，二便之清臭疾徐，逐一审详，未尝无据。若以注射杀菌，曾见亲友病此甚危，径入西医院，针治而瘥，足证注射适宜之有效。彼欲进而求得一种能抵抗，能杀菌必效良法，岂不更善？若现在则只用注射救急，而服中药治愈者亦多，全用中法治愈者仍多，实余所确闻亲验。其谓危候之血液亡失多量水分，即中医所谓液竭津枯。且历年每多寒热症错杂，惟前二十余年，有一年闽粤全是热症。前十余年，有一年粤省全是寒症，姜、附用至八两、十两，又加丁香、吴萸热品，都无效。后一老中医发起，先向背脊贴姜灸艾，再重用四逆汤、霹雳散，继进附桂理中汤，乃瘥。灸背与灸脐同意，法载本《录》再版《方药门》。当时粤省中西医林立，初何以不

---

① 干霍乱：中医病症名，俗称"绞肠痧"。一般指霍乱之欲吐不吐，欲泻不泻，心腹绞痛者。

效，后则由老中医救生无量数之人耶？疫症如此，其偏酷必谓与天时地气无关，余暂未敢附和也。请问行旅在途，不幸罹此，既无西医可请，又要弃尽中医治热之甘露消毒丹、治寒之附桂理中丸、霹雳散、贴脐回阳膏一切，令其束手路毙，环球宁有此人道耶？

据新学家谓，人果心气和平，则血液自清，精神充足，微生物虽偶然侵入，自被血球吞噬尽绝。是则中国药清血液、充精神之特效，发明已达五千年，民族之繁昌，甲于五洲，当由于此。微生物既可由血球吞噬，彼霉菌自可以生活力排除之。彼最近生物学家，不尝谓人体有天然之抗卫耶？《神农本草经》具载某种药杀某种虫，其他尚未细说。殆古文高简，学术初开，后贤又注重气化，尚未肯单独向物质钻研耳。如谓中医可废，请观余少病虚损，先叠求外洋大医，后遇杨公，始救于垂危。设使杨公亦无法，余从何得有受学中医之导线耶？前约二十年，香港大疫，英医谓中医不识剖验治疗，呈请英政府禁绝。其后中英医三次考试，设使中医无优胜成绩，则今日亦决不能保存在港矣。事俱载余《证治丛录》初版，故谓中医非参究西法不可。余敢断言，如谓中医万无一能，苟为仁道爱世之良医，立言似尚应慎重也。善夫医学博士徐乃礼，在上海青年会演说之言曰：霍乱治法繁多，终无殊特之法，现今各国所使用者，无非是对症治疗耳。又药物治疗，种类虽多，但皆非特效药，宜视患者之情形选用，医家亦各以其经验而定标准焉。又现在由外洋入中国，最著名大西医克礼，每治重病，必日夜随时审察，慎施其种种治疗。南海康有为亦曰：余于医书，无所不读，但非实习亲验，故病必延医，医必慎择云。可知医乃仁术，危急总期救命，高世难定一尊，惟在平心气，扩观听，求实效，善汇参而已。择善而从，岂止霍乱病为然也哉。

再霍乱抽筋，一面宜急撕破黑油纸伞，愈旧愈佳，置炉火上，烧烟与病人薰闻；一面烈酒煮顶上樟脑，煮滚，多取鲜川楝子①树薘捣烂，点樟脑酒。人力替换，久擦其手足腕②。一时无树薘，则酒内加正南洋红花油，以细绢擦之。且非霍乱亦有抽筋，见余单行本《旅行简验方》。如抽筋用一薰法，一擦拍法，兼助药之不足，每效，不可忽视，但须由上向下，顺以擦拍为要。

柳君剑南遗精治法广论

遗精一症，《内经》云："主闭藏者，肾。"肾藏精，精衰则不能收摄，故妄行而出不时。《金匮》云："失精家少腹弦③急，阴头寒冷，目眩发落，脉极芤虚迟，为清谷、亡血、失精。脉得诸芤动微紧，男子失精，女子梦交，以桂枝龙牡汤主之。"前贤治法有五。秦越人曰："人之所病，病疾多；医之所病，病道少。"④此症人所多患，凡见有可取诸家，不可不参考也。柳君开列脉症，身面经络，微动蠕跃，火升则耳鸣颊肿，喉燥牙痛，食后腹微膨胀，左脉弦，右滑大，舌黄白尖红。当是水亏木旺，克制脾土，中气不运，蕴湿下行。故丹溪主热主湿，许学士诸法有猪苓

---

① 川楝子：原本作"川练子"。
② 腕：原本作"湾"。
③ 弦：原本作"眩"。
④ 见《史记·扁鹊仓公列传》。

丸，大智禅师不全作虚冷。余观于阳痿不举，有由积湿者，可信矣。巅颊皆少阳脉所经，肝胆相连。陈修园谓肝主疏泄，肝魂不守，宜二加龙骨汤；肝热胆寒，宜温胆汤加药。其谓肝火太盛，宜暂用龙胆泻肝汤。妙在分量轻，有节制，法从喻嘉言医案得来。周君小农引王旭高，肝风虽能上冒巅顶，亦能旁走四肢，上冒者多亢阳，旁走者多血虚，此解甚精。余谓其人气滞火凝，郁久亦上冲旁走，溢于经络，不得尽信。用充补填奇经八脉之空虚，则泻肝法可供参酌。且滋阴渗湿，俱宜顾重中气，不如直用大凤髓丹加减，改作汤剂，即系三才封髓丹加减。方拟盐水炒黄柏二钱，淡蜜水炒砂仁一钱，参须一钱，二苓、莲须、宋半夏各钱半，甘草三分，去益智仁，加淡蜜水炒广皮八分，蛤粉三钱，或照丹溪法，再加知母二钱，布包青黛八分。入冬天气清肃，用寇氏桑螵蛸散加减：盐水炒桑螵蛸二两，参须八钱，茯苓二两，龙骨八钱，酥炙龟板二两半，油归身四钱，远志①肉二钱，去菖蒲，加磁石末二两，淮山两半，女贞子八钱，山萸肉六钱，淡蜜水炒广皮四钱，砂仁四钱，知母二两，为散。临卧服二钱，淡盐水下。胃纳渐强，再加黄柏八钱，阿胶二两为丸，每早晚服一钱，渐加至三钱为止。平常药如苏子、广皮、薄荷等用太多，不论南北，体燥虚弱人，往往自言难受。酸收如山萸肉、五味子、乌梅等用太多，胃病人亦辄自云然。故《内经》有谓酸走筋，筋病毋多食酸。西医谓素有胃病者，酸食宜少。用药时须留意斟酌，不得引无比山药丸，重用五味子，断为成例。余前病弱极，服丸即滞，杨公偶用十灰丸、磁砵丸一二钱，年

---

① 远志：原本作"远智"。

余用黑锡丹至二十余两，俱系分次用四五分，积少成多，五六年遵法多服汤药，毫无流弊。用药有十剂，有七法，内有大小轻重。前贤力戒孟浪大剂，偶用之，正所谓兵不得已而用者。前数年《申报》载闽粤医好用大剂，登报者见之，我未之见也。

时贤沈芊绿①著《尊生书》，轻描淡写，时人谓之苏派，于此症谓心藏神，肝藏魂，肾藏精。梦中所主之心，即心之神；梦中所见之形，即肝之魂；梦中所泄之精，即肾之精。心为君，肾为相，未有君火动而相火不随之者。当先治心而后及其余，则药物固必要讲求，而澄心以佐收摄之功，不无小补。《易》曰："憧憧往来，朋从尔思②。"子曰："天下何思何虑。"至哉言乎。西医好言择地修养，试问不用讲求药物，彼奔走于衣食，羁劳于公事者，从何有力有暇，择地居游？而澄心则随地随时，人可自为。推之病虚劳者，此事何独不然也。他日中气健旺，土能抗木，水能涵木，何妨于琼玉膏、集灵膏等选用，怀肃清善后之永图耶？

上列补品，专治虚燥，一建中，一舒气，一镇逆，一养阴，而仍不腻阴，推之治虚劳病，亦何独不然也。

此区区遵周君所嘱，不揣芜细，聊贡柳君采择焉。

---

① 沈芊绿：原本作"沈绿芊"。沈金鳌（1717—1776），清代医学家。字芊绿，号汲门，晚号尊生老人。著有《沈氏尊生书》《沈芊绿医案》等。
② 思：原本作"心"，据《易经》改。

杨公来仪救治虚损垂危记

余少患遗精，将冠，偶患风嗽，痰中带鲜血。中医渐治渐重，转诣香港，求大西医，治三月而病将不可为。当时精滑不禁，痰血日多，大便不通，口气秽浊。每日下午约二时，即觉天旋地转，倒卧，眼胞紧闭，力揭不开，须夜深约至一二时，始能张目。视物茫茫，见龟马走，恍如硕鼠狂奔，脑重如压囊，通日只勉咽糜粥两小杯。香港皇家总医生挨厘时，水师总医生佐顿，会群佐合诊，均以血干不上脑，断定不治。余乃归而待尽焉。

岳家荐一年七十一，香山西门人，老中医杨公来仪。诊毕，公曰：面青唇白，舌色淡滑，脉微而散。脉解以细为阴细，微为阳微，微而且散，则阳气若在天之与日者，失其所矣。阴阳本自互根，而阳为之主。秦越人所谓下损，一损损于肾，由肝而至脾者，此症是也。试观头为诸阳之会，脑为髓海，顶重如压囊，即《内经》所谓头倾视深。五脏六腑之精华，上注于目而为视。两胞为脾外候，遇阴时而紧闭，遇阳时而始开，脾阳之虚象显然。肾受五脏六腑之精而藏之，精滑则肾虚显然。肺痰带血，则虚火上炎，卫行日疾，营行日迟，迫血外溢显然。胃纳将绝，脾虚显然。然而肾者主水，中有一阳，寓于二阴之间，命曰命门，为生命大原。肺为华盖，官司治节，大气所由升降，神机所由出入，是传化之橐籥也。胃为水谷之海，脾为胃行其津液，脾不行则胃安能纳。此症必遵《难经》，脾胃为主，执中央以灌溉上下四旁。用方以人参养营汤为最的，不必尽拘于喻公嘉言，谓系心脾药，与肺无涉，只在进退权衡得法耳。不观《经脉别论》乎"饮入于胃，游溢精气，上输于脾，脾气散精，上归于肺，通调水道，下输膀胱，水精四布，五经并行，合于四时，揆度以为常也"，焉有不能上达下输之理？此方陈修园谓与小建中汤同意，更合此症。

遂开方，用生北芪六两，白芍二两，台山野参四钱，甜油桂心钱半，于术二两，清炒甘草五分，云苓一两半，油归身、水熟地各二两，五味子一钱，原方去芎辛窜。今治血药须驯，宜再去志陈之辛，易以辛而润降之砂仁钱半，勿使耗动，再用布包旧姜灰二钱，引药入血，引血归经。外开鹿茸末二钱另服。家人疑骇，公曰：疏散滋涩已甚，倾国救兵，犹惧不济，奈何疑？吾有实据在。陈修园用归脾汤补脾阴，不用沉腻药，实是运脾濡血。今重用参、芪、白芍、砂、桂，意在于兹。服此，明早当有大便，三日当胃纳少加。方是有效，否则吾亦不必治矣。从之，次早果得大便，三日加食二三小杯。公乃减白芍，加鹿茸渐至一两，再加炮透附子一两。九日晕眩始减，半月每日已进食二小碗。有时另泡服十灰散一钱。月余痰血无，惟遗精不止。乃熬陈夏六君，以砂仁易陈皮，去滓取胶，每胶一两，配西药房阿芙蓉膏①，烧研一钱为小丸，临卧吞三丸至十丸，遗精亦渐减。有时单用参附、术附、芪附，如参术等一两，则配附子五钱，系遵喻公酌改严公用和分量。有时外感风寒，只取裁于补中益气，张景岳大小温中饮三方。经三月始能动履，每餐进食至三四小碗。阅七月乃行动自如，不为脑虚高摇所困。第瞳人散大，目视纷岐，多用当

————————————

① 阿芙蓉膏：熬制成黑色胶状的鸦片。

归补血汤，生芪二两，配归身四钱。另开鹿茸数钱，时加川麝香二三厘以通脑。时用磁硃丸一二钱以交心肾，独多用黑锡丹以镇浮阳。年余，经吞过二十两。凡清阳能上，精血能灌，即可补脑，只不如当归补血汤加鹿茸之由督脉而上之有大力耳，于此可悟。余遵法闲服至二十六岁，脏气大转，遂以此身为温热病试验场。余家亲眷，妇科幼科，则固早资余以实地学习矣。

治病时，公谓每与子谈医，貌动而神不动，得毋醉心科举，抑疑我物孤思伴，人老思传，加以强聒欤。特检张仲景《伤寒论·自序》以相示。余亦悟幻泡浮云，性命为宝，皮之不存，毛将安附？悚然受教。公初取陈修园十八种，先讲人体内外之功用，阴阳枢纽之参求。首《伤寒》，次《杂病》，论脉与药，取诸《本草求真》（余批此书，并修订诀脉，容再录）。次授王士雄五种，再授孙一奎《赤水玄珠》，为阶级教授法。嘱旁搜群籍，上考经文，于前贤舍短取长，点明使自研究，似大学教授法。惜公年七十五归道山，学仅半途。公末日，余涔涔泪下，公执手谓余曰："子毋然。乘化归尽，理数难违。子颖悟勤恳，教学相长，常快吾心。道有传人，可以瞑目。尧舜与人同耳，不宜妄加菲薄，子其勉之。"言毕夜半遂逝，痛哉痛哉！

久而久之，始知陈修园注重伤寒外感，不使留邪，又一切和盘托出，使后学有下手工夫，乃经学家，及善用温热药派之一大结束者也。王士雄圆通谛当，应付时宜，乃温热病家之一大结束，与好用温热药一派，相对待者也。

《赤水元珠》①，《四库全书提要》评其好讲炉鼎，未免白璧微瑕，而证治脉论明晰，推为第一，乃金元四大家之一大结束，而妇科亦可调剂诸家者也。窃思风劳臌膈为医门第一四大难症，其次五饮，皆喻所长，纵温瘟不分，何伤大德？其论虚劳，尊崇《金匮》，上述《难经》，主治脾胃，下取东垣，推论至痞积闭经，传尸劳虫，固能真知瘵病者。其修改朱丹溪滋阴方，四物知柏汤，条列一派活药。复引陈公藏器加减药法，力避痼痰留瘀蕴虫，真独出手眼者。余谓此症若有外感，治虚劳人，宜法取轻疏也。《难经》论虚损，分阴阳，分上下，元著超超，但《经》所谓阴，与用苦寒滋阴家所谓阴，良有分别。修园谓此时有火，皆龙雷阴火，必宣五脏之阳，方足使太阳一出，阴霾潜消。取及慎柔和尚②，去头煎，服二煎，甘淡入脾，与喻公皆漆室中之大明炬，应有千秋。则虚损与瘵，似不得从时师相混，亦明矣。

再论鹿茸精华，得火则飞，故尚书许公应骙，医名京师，闻其言，宜刮毛入锅，隔水蒸熟，不用火炙，临用多寡，锉为细末，似甚近理。又查朱君玉堂《痘疹定论》，谓鹿茸以茄茸最上，外皮有黄毛，中有一包紫黄色，得之最

---

① 《赤水元珠》：即《赤水玄珠》，全称《赤水玄珠全集》，又名《孙氏医书三种》。明代孙一奎撰著，初刊于万历十二年（1584）。《钦定四库全书》本称《赤水元珠》，共30卷，拆分成27册。

② 慎柔和尚：胡慎柔（1572—1638），明代毗陵（今江苏常州）人，从小寄养在僧寺，长大后削发为僧，法名释住想。其精研医学，擅长治疗虚损、痨瘵等病。著有《慎柔五书》，其中有专治脾阴虚症的"慎柔养真汤"，由党参、白术、黄芪、山药、茯苓、白芍、莲子、五味子、麦冬、甘草等组成。张锡纯在《医学衷中参西录》中说："慎柔和尚，治阴虚劳热专用次煎。取次煎味淡，善能养脾阴也。"

难。收拾法宜锅烧滚水二大碗，将茄茸泡于滚水中，随即取出，迎风吹之。俟其凉，入原锅滚水中再泡半刻取出，迎风吹之。如是七八次，将茸中之紫血角，晒干收之。如不煮泡，即生臭烂。如煮泡不得法，紫血爆破流去，如市售者，四包色黑而坚，中已无茸。云按鹿角解再长，取其血充足者。汪訒庵谓鹿角初生，长二三寸，分歧如马鞍，红如玛瑙者良。茄茸即此种也。朱君所云收拾，自是由鹿顶新取者，当求之关外。余所用乃各省认识著名大参茸庄选定，该庄派工人到寓，刮毛隔水蒸熟、晒干，全枝留用。若病家无力购全枝全架，只得向大参茸庄购末用之。南省以茸近角尖一截，紫红色为血片，其中下二截，黄白如炒米色，为沙片咀片，研末亦可取用。茸价已远贵于前，血片更贵于沙咀片。且血片有多有少，每枝不同，果真状如茄子，色浑如玛瑙，即难得之珍品矣。余尝见江西猎者，持有鹿茸一架，谓鹿每年春，多合群沿山南游产子，秋则领子北归，往来如鸿燕然，网围而捕之。在南取者曰南茸，其力不及北茸也。（麋鹿茸为补精血最上珍药，故列选法制法綦详。然有六淫、痰瘀、虫积等病未去者，误服多见胶固难除，须加审察。服时尤忌蒜、荞、猪、鸡、鸭血等破散物。）

以上所述，皆余延寿知医之实导，可呈政于挚友周小农先生。于余惨遭世变，文籍散失，后敦劝追录案著者，是乌可不记，负恩师益友之爱忱耶？遂记之。时年六十有一，甲子春，记于申江遇安斋。

再，吾师品谊，有不容尽泯者，其医术多尽力于船人苦力之家，治愈而诣候起居者，络绎不绝。可想见其恫瘝在抱，慈惠在人矣。合并记之。

记外痈酿成背虫奇病

(乙丑又四月初二日)

　　姻亲吴文海，亦香山人，年仅三十，体素结实。其胞兄斗高，充天津太古洋行糖房总管，文海充帮仓。前年右面生一颧痈，半边面连脑唇俱肿。西医费尽工夫，服药用针打消。未几项骨陷下之右旁，肌肉隆起处，肿痒大作，渐似有多虫攒动，继左旁亦然。虫一攒动，痛痒难堪，津医中西罔效。去年斗高调充宜昌太古洋行经理，文海随往管仓，经宜昌、汉口中西医，亦无效，乃就诊上海西医。牛君惠霖，由津而沪。所有外国大西医，俱断为虫，系由面痈血毒下传所致。所有最利害解毒杀虫之药针敷贴，应有尽有，究未能除。前四月下旬，文海来，诉余以病状。余解其衣，手按背脊旁肌肉隆起处，右边真似有十许条虫，左边似五条，大如寸许之蚕。大力按实，虫向下走，直至臀上而止。一松手，虫又上行。西医屡照以电镜，不见何物，谓虫系白色。然每贴以药膏，隔夜则膏上无限蛀口，似蝼蚁之蛀蚀饼饵，千穿百孔，为人所能共见云。问知眠食无大碍，但虫上下攒行时，则痒极。诊其脉滑实，面色平常，舌底红，苔微白。余曰：虫固由血毒所化，亦可由风化，由湿化。若非虫，则经便谓痛为实，痒为虚矣。既诸西医与牛君，均断为虫，牛君甫用药一星期，言再一星期有效，何不忍耐俟之。文海曰：姻伯曾由京下津，治本太古行管仓杨君茂森，病年余垂绝，经有名中西医历治未愈者，姻伯独能救之。遂亲如骨肉，不设法以救侄乎？余曰：杨君误药致殆，医未识症耳。君系奇病，视而不见，摸之有形。中药解毒杀虫，岂及西医之猛烈。徐洄溪，清之医界钜子也，记一症见其人皮内有一群小虫，逐队周身游行，法竭莫之能治。余何人斯，敢妄言此？即施以《六科证治准绳》杀虫最详之法，余仍未信心。况牛君，良士也，精于解剖，谓此症不合割，于内膜殊有关系。平日又甚信中医，谓各有所长，最宜互考。是忍耐不过再一星期，君姑待之。及二星期满，文海自觉虫似打晕，黏于背上，不下行，然黏亦闷甚。适宜昌生意开盘，洋东嘱斗高电召回宜，遂未知其究竟。此症奇特，有何论治？天下不乏高贤，请开示以相教也。

后记（乙丑仲冬）

现闻吴君回宜，痒闷甚，自甘入西医院剖验。剖背两旁，固无一虫，亦无他状，只说血毒，须抽去。伤血太多，晕而复苏者数次。封口调养，两月余出院，已毁败不成人状矣。然则两年来，西医咸断为虫者，果有实验乎？辛酉秋，余往天津，治愈杨君茂森病。回京，家人曰：连日关宅，数来探请。余即往视关君笙翁之病。关老，京官也，会榜名文彬。面赤舌瘀，壮热，脉强弦，六至以上，上鱼溢尺，剧痛注脐上二三寸，颠顿呼号。见余曰：望公如望岁也。治法，通经络，去瘀热，无效。晚诊，与以轻泻剂，次日，余嘱其子子高，着工人出粪盆看视，全是血胶。余曰：均翁必胃肠膜裂，西法本禁大泻，昨不得不用轻泻以验其所下物耳。须急请一最高明外国大西医再验之，如谓胃肠无损，甘当重罚。傍晚，子高再请余，言大西医验过，果然。但言必须入医院，防护治疗，方能周到，是以请公商量。余曰：病重矣，兄仁孝，宜急送尊翁入院为是。后在英国协和医院细验，是食桃太多，又不去皮，桃毛粘着胃肠，刺激伤其内膜。治两月，始清痊。彼人谓中医全不知病人内状，然均翁非余坚决如此，未必不误于迁延。此事亲友咸知。余有何治功之可冒，惟先机断定，使求治识途，则中医又何尝全不知病人内状乎？（妇女子宫有疾病多种，确非手术不可者，自宜西医也。）

卫生谈

余因吴君文海背虫奇病，思及关均笙翁食桃太多，不去皮，桃毛粘胀破裂胃肠内膜，因而又有所感想焉。昔罗马塞菩提大帝，由过食而死，英约翰王，亦啖桃过度而死。合观于此，知凡事皆须有节制，而卫生学之不可不讲矣。但如食物，固要知化验物质之成分，明其有某种补益，仍须自验，本人本体之是否相宜。即如莱菔生菜，说滋益甚优也，而余每食必长夜作咳，小便不禁。如香蕉，维他命①最多，最补益，而余稍食多必滞。又例如苹果，英医说能消化增食，日医说木纤维太多，难化，吾谁适从？是本体是否相宜，亦须自验矣。又味之常食莫如盐，中国襟山带海，鱼盐之利，泽溉东南，历史编为专论。现在西学家检验，盐内纯然是虫，非透煮则食将为患，然食盐众而虫患者无多。且检验类于说盐者，日所尝闻。故各物显有损益之分，余必遵必戒，苟非认真有大损害者。余性简率，颇

---

① 维他命：原本作"维太命"，即维生素。

不耐于太过矜持，迥非谓检验之不足凭信也。

说盲肠炎

（为周先生候问丙寅二月说以答之）

《内经》曰：脾胃者，仓廪之官，五味出焉。大肠者，传道之官，变化出焉。小肠者，受盛之官，化物出焉。是生化之重器也。西说则谓食喉到胃，胃形似囊，居于横膈膜下，先左而仰平向右，下接小肠。小肠摺叠于胃下脐上，偏右，下接大肠。大肠先起脐间，偏左，共分三回。中曰结肠，结肠将至直肠，先蟠上作一大环，然后直下，名曰直肠。上有盲肠，附于大肠始端，其连附处所，在当脐横量向右约二寸许，再直下约寸许，系其部位，实西医亲手所指定者。谓盲肠虽无功用，而天产如树有骈枝①，最易积秽发炎，剧则一夜可溃及大肠，致人之命。其外候必大发烧痛注，盲肠部位非割不可云。

汉口巨商唐瑞芝翁，在日与先兄悦岩交好，其子静波，与大小儿伯材交好。静波有子，去年在上海大学堂读书，一日忽大烧腹痛，西医皆断是盲肠炎。请其友牛君惠霖，亦谓此症非速割不可。割开则盲肠已溃及大肠，割洗缝好，仍留一口，每日插管出脓，固静波、伯材所亲见。牛君谓必烧退，能延过四星期，方有把握。后两月治痊。上海巨商陈辅臣翁之子，今春患此，亦以割痊。诚非割不可矣。

---

① 骈枝："骈拇枝指"的略语。骈拇枝指指树有多余的枝杈，比喻多余的或不必要的事物。

但上海检察厅长车君湛清，去年胃滞腹痛逾月，时止时作。痛时不甚发烧，尚能谈笑，能理案。奈西医皆执谓是盲肠炎，车惧欲割，伯材力谏不听，竟入某大西医院，一星期割死。割时禁人看视，死后周身糜烂，惨若凌迟。臂腿肿如大杉，缘开刀昏厥，欲打盐水针，救其心脏停歇。打此者，必破皮找着血管，方可插针。迫打之无效，乱找乱割，故备受惨刑。车君廉隅持正，天胡至此，愚父子以交好而泪洒千行也。上海人寿保险，金星公司协理胡君守廉，体素壮，因公赴汉口，未六日，忽腹痛。西医断为盲肠炎，打七针，限一刀，立死。此昨日接电事也。内人吴氏，午间尚出门，晚间忽腹痛大吐，舌黄脉弦，痛注腹右脐旁。余用中西上药六七种，尽吐不纳。夜半，直呼吸垂危，速请西医打一针，无效。仅距十分钟，余强西医再打一针，因相距时间太速，晕极，转因昏睡，痛吐稍疏。使非得此第二针，是夜决难暂救。醒后，奈服西药，痛吐复频，烧不退。初四下午，余迫用中国药，旧法夏二钱，软柴胡、知母、鲜竹茹各三钱，苏梗、元胡索、大小蓟各钱半，白芷、香附、乳香各八分，板蓝根四钱，煎服，一剂烧退慢。初五下午五时，病吐复重，而不大烧。西医又打一针，痛暂缓。初六换请一西医，服西药总无大效。到初九夜半，危险一如初三时。内人自觉腹胀难堪，连日又大便无多，适家藏有灌水洗肠器具，甘愿灌水求泻。余亦以水灌其下，不至伤其中上，遂灌三次。泻下共十二次，先瘀血，中间全是西药，形色具存，后鲜血，并有物结成如龙眼大者七枚，铁锤不破，始痛缓吐稀。经余自用中国药，通则不痛，迄今可无危险，病状将瘳。当初两西医均疑为盲肠炎，幸初四有中药退烧，西医免了一疑，内人逃了一割。此症实因素有胃肠病，而畏服药，愈积愈久，出外复受时邪，并发则剧。余与两西医，非不知应用泻法，惟上吐太甚，虑攻其下，而上下洞开，故不敢放手大泻。甚矣，治危重病，当机立断之难矣。

夫医者首贵辨症，症辨矣，而用法用方尚须圆妙相参，减重扶危，全在医者恻隐沉思，存心运用，用而获愈，亦非病机之所可自疗。余学识空疏，而实溯生平，著为治案，往往治病困于危重，有皱眉疾首之万种为难，身受者，转痛悯他人，何曾一昂头，一耸目，一张口，一摇笔，便有奇能？可见用法用方，贵在丝丝入扣，思之得，用之效，责任当然；思不得，用不效，亦只求人己两无憾焉而已。故不特疗治所宜，中西各擅，即中医亦只各有所长，且所长处亦须加以审慎裁制之工夫，否则动滋贻误。余家亲友、师门、世谊，历聘绝大有名之中西医，习见大都如是，然后敢发此言，实实非捕影捉风，知有己不知有人，乱作刻狭骄扬之语也。观于此次内人，疗治费诸多曲折，今幸将愈，自必非定要剖割之盲肠炎，只是大肠内膜发炎。再观于现任交通部参事，堂侄展超之胞妹，适陈姓，本年正月，颈左结一大痰核，斜贯于胸，肿痛甚。西医均谓不速割，毒贯至乳房必死。幸侄婿陈荣昌不肯，易中医，不十日，肿痛渐宽，现治效已收其过半。苟剖割，不将蹈车厅长之覆辙耶？

若周小农先生，屡问中西药可否合用，则中西药断断不可率意合用，虑有相反，引起化学作用以生变，即同日兼服，亦一定要间开时候。乃余历受大西医，当面叮咛告诫者。若欲详考，何妨再向诸大西医化学师，虚心领教耶？更有剧烈西药，服之必有一定时间节度。余胞侄婿何铎宣，居澳川，病胃痛，剧则中医无效，得香港英医治止而时发。豫制药水一玻璃瓶，瓶有格线，切嘱其痛时只服一格，必过三小时，方可再服。民国三年，腊尽守岁，夜十时，胃忽剧痛，嘱其妾取药服一格，痛缓思睡。仅距一小时，嘱妾再取一格，服毕偕寝。夜深妾醒，摸手腥湿，开床头电关一照，铎宣五孔流血，沾及衾褥，大惊疾呼，人集则见其形同鬼怪，不知死在何时矣。此类事时有，不诚大可鉴戒也耶？至针有多种，但以止痛针论，苟药力过重，或人体太弱者，受不起，即以麻醉倾其大命。去年苏州富人，请德医为其子补缺唇，先打一防痛针，针甫拔，体立僵。富人以德医生生针死其子控于官，伯材充当律师，曾为涉理。可见症之合割与否，固要审详，而打针亦自不宜孟浪。

以上皆眼前实事，毫无吭掇之谈。西医长日说盲肠炎，使余亦要说盲肠炎，而又类及他事者，俾知人病皆应有择医之常识耳。

举实证作治糖尿病法之商榷

糖尿病，西医谓脾有甜肉汁，后又检得肝脏亦能制糖，俱运输以濡润血液者，病则汁与糖，皆可下溜而为糖尿；肾脏主水，滤清者，以供润泽，排浊者，归于膀胱。病与此三脏，良有关系。人固疑此病为西医所发明矣，不知中国《圣济总录》论消渴有三种，一曰渴而饮水多，小便数，有脂似麸而甜。《医賸》载王世懋《二酉委谭》①之轶事，言闽参政王懋德，自延平归，忽瘦甚，须发皆枯，云是消渴症，百药罔效。先是延平一乡官潜谓人曰：王公病，曾有尝其溺否？有患此者，其溺甚甜，不治之验也。王后闻之，初试微甜，已而渐浓，愈甜。王亦自知不起，乃曰：消渴病则闻之，溺甜则未之闻也。云其他书尚有偶言者，脑弱未能记忆，然仅据此两条，中国亦何尝尽人不识耶？

按：消渴分上中下三消。《内经》曰："心移寒于肺，肺消。肺消者，饮一溲二，死不治。"又曰："心移热于肺，传为鬲消。"是上消。曰："瘅成为消中。"又曰："二阳结，谓之消。"是中消。《金匮》曰："男子消渴，小便反多，饮一斗，小便一斗，肾气丸主之。"张子和亦主肾气丸，去附子，加重山药，再入五味子一两半。是下消。论病因，大都由酒色无厌，喜怒不节，心力劳瘁，病后失调，或燔炙肥醲，餐饵丹石，燥火中结，胃涸液干，其不能上荣，则成上消；中枢气随火化，郁热蕴湿，致成中消；甚则水精不布，燥湿下流，而成下消。论治法，前贤多主轻滋清运之法。如上消，罗太无有门冬饮子；中消，刘河间有猪肚丸、参蒲丸；下消，罗太无有生津甘露饮子之类。（诸方收入《赤水元珠》，惟兰香系菜，无则取素心兰花叶俱可。）朱丹溪亦主清润，赵养葵以加减六味地黄汤通治三消。故《千金方》谓宜戒酒色厚味，尝须顾虑。大痈发于骨节，张子和谓痈疽在已发未发时，宜多饮黄芪汤。此三消通常治法，尚非下消即糖尿病之专治法也。

---

① 《二酉委谭》：指《二酉委谭摘录》，明代王世懋（1536—1588）所著笔记体小说，记载奇闻逸事颇多。

时贤以下消，渴饮消瘦，小便频数，溺有脂膏，或甜，治以肾气丸，尝经奏效，因断定糖尿便是下消，言之成理。而余所历见，则其人初若无病，忽发现小便有浮油，澄之杯有糜滓，舐之味甜，蚁缘溺器聚食，为第一期；其人食肌肉日削，小便脂膏益厚，为第二期；其人不思食，神倦身瘠腿瘦，小便所结脂膏成点成片，为第三期。其人有微渴者，多不渴者。有小便略数者，颇少饮一溲二者。面色黯晦，亦有露浮光者。脉始多软大，渐现浮短，或弦细，或沉微，症已难治。余医友江西文香芹、广东林子祥，治此擅名。

考西法，以米多含甘阿油质，与症不宜，屏去米食，以煎牛排，或烩或煮，拌面包①代之，蔬果避糖质之太重者，余如鸡、鱼，多食煎炒烧炙。美国新出一种饼干，均可代饭，至愈乃已。断症多断为肝脾肾，虚而不固。如脾虚，用理中汤；如肝虚，用吴茱萸汤，加生熟地；（余尝见南屏乡一水胀重病，用真武汤无效，一老中医只加阿胶二三钱竟愈，温降力到也。故生熟地加入吴茱萸汤，不甚致疑，因润泽籍温气以试行也。）如肾虚，用附桂八味地黄汤。仍相症变换加减，用药颇与西医论症暗合。稽其成效，有治者，有不治者，有屡发而后不治者，若保持至数年，固所恒见。不治者，如余胞侄元恺、堂兄柱石、族兄尚怀、世好林朴轩等，不可胜举，又何怪医书皆言难治耶？

惟李冠五，原籍奉天，年二十余岁，其尊人历充东三省重要军职，已归林下。冠五入北京，在交通银行，与二小儿仲�同事，拜为兰弟。民国十三年，冠五信来，谓得

---

① 面包：原本作"面饱"。今改，下同。

糖尿症，遍诣京津东省中西大医，历治不效，萎顿不堪。北京美国协和新医院，尤治久百技无功，商欲就医来沪。再接信，则谓因回奉天，商决行止。遇一老中医罗星阁，一剂立止，继与一汤一丸善后方，遂愈。入京，协和医院尚来电话，谓刚到有最新良药，请来再治，电话覆以已愈云。此事固诸同事所共见者，三方随信录来，今录于编后，便检。又同乡世好吕辉如，二十余岁患此，服药不外养血，助以行气去湿，略兼敛肾。专意饮食，用面包代饭，以煎炮牛、羊、鸡、鱼等代菜。时宰小狗，必取约十斤至十余斤的，计肉一斤，配粉葛二三两，或全狗配附子六两至八两，或配黑豆一小碗。除配定一物外，助以带壳胡桃五枚，针刺壳上数处，（凡用带壳胡桃或带壳圆眼干，锥刺壳上数孔，最吸收腥味，肉熟须检出弃之。）葱白、桔饼、冬菇、广皮各些少。肉熟，调以姜、葱、熟油，熬过甜酱，食之。

按：狗羹，献载于《礼经》，大为犬，小为狗。狗固古人所常食者，且医书具谓黄色入脾，黑色入肾，补阳，人亦共知其奇效电力足也。又狗、狸肉俱可留贮，非暑天，一制可留二三日，与别物之经宿即败者不同。吕病虽时发时愈，而享年八十余岁，可见照此调理，洵有保持延寿之可能。又同乡一贫人，三十岁外患此，并不服药，单取玉米芯①，经久煎水代茶，愈不复发，亦享年将度九十，见者称异。按：玉米，一名珍珠米，心似野竹蔗心，米色有白有黄，圆颗密排，围嵌心上，有外衣片片包裹。须鲜者剥其米，留其心，连衣悬挂晒干。用时每次取二三枝，煎水久饮，且可治久患白浊。粤人于痘疹不快，每以此助其发

---

① 芯：原本作"心"。

出，流弊毫无，味甘想有助气舒脾之力也。总而言之，糖尿似多属阳虚，重辄致命，务宜戒慎早治。今所述，实余数十年来所亲见者，振笔直书，毫无粉饰，果何如论定，他日谨俟诸贤明焉。

罗星阁治糖尿症第一方（方似苍白二陈合五苓散加减，复方也，金元诸家如李东垣等常有之）

炒苍术二钱半　云茯苓四钱　木通二钱　泽泻二钱
川莲一钱　范志神曲三钱　青皮二钱　广皮二钱　姜半夏
三钱　上玉桂心二钱（泡药水服）　干姜钱半　沉香二钱
豆蔻仁钱半　甘草一钱　紫厚①朴三钱（煎水服）

善后一汤方一丸方

云茯苓四钱　甘草一钱　桂枝三钱　杭白芍三钱　泽
泻三钱　橘皮三钱　砂仁二钱　香附二钱　枳壳二钱　苏
梗二钱　煎水服

大熟地四钱　当归一两二钱半　川芎七钱半　杜仲一
两（姜炒）　金钗斛一两（酒浸）　甘草一两（酒浸）
淫羊藿一两（羊油炙）　金樱子肉一两（酒浸）　云茯苓
三钱（人乳泡）　上药研末，蜜为小丸。每日早晚各二钱，
开水送下。

读何公廉臣《任氏医学心源序》书后

《任氏医学心源》，何公廉臣序文，述其尊师樊公开周，

---

① 厚：原本作"原"。

谓行世传世，取径悬殊。一戒好高骛①远，一戒尊经泥古，一戒博爱不专。后论医学心源，谓凡历代善治感症者，至一并治愈耶，再至此其所以可贵欤一段，与拙著《证治丛录》，语意多同。知是医道中过来人，莫名钦服，非阿其所好也。凡读书、浏览者不妨多，及其归宗，必有与自己心性相合者若干种，及屡用屡效药物若干种，似有一印刷本，藏在脑中。如陈修园《伤寒浅注》，寥寥然顺文解义。当午夜青灯，开书静对，行间字里，似别有无限释文。如何序所谓张景岳、张石顽、叶天士等，无不有此佳趣，我则兼嗜喻嘉言、徐洄溪论说之文。虽喻好数典说经，人谓《尚论》篇弄到似作八股体格，又议论偏激，欲取叔和《伤寒论序例》而驳之，而《医门法律》能取不执方，约方如约囊。徐谓治病审定后，某药最上，某药可以辅佐，如何制化，必涌现于心。有成方者，自然用成方。倘须自出心裁，订方后，姑想一古方，有一二类似者，名曰某方加减。叶天士亦每如此，皆是力求对症之苦心。诸前贤皆愿为病中之医，不肯为书中之医，所以如是，第所不能自解者，中天地而立谓之人，命曰三才。如药有升散，有轻清，有沉降，每临症要用轻清药时，心索古书诸方，总似有一丝挂碍。每临症要用麻桂辛姜，硝黄芩连等，纯正经方时，心索叶、王诸方，又似有一重隔膜，左思右想，迫得向问心无愧处开药②。他医之何如评议，操效之能否十全，初何敢昧良逞论，自矜己见耶？此真临症时实现之景象，过来人自能共信也。

---

① 骛：原本作"务"。
② 药：原本作"乐"。

又（叶天士系徐大椿前辈，徐年少时，治一颠狂病，多用金石药，叶曾讥议。后叶得《千金方》读之，已明言徐用法本出《千金》之非谬矣。乃徐批叶医案各书，未尝绝无称道，而多攻击苛求，报前憾也。）

读书宜善用议

张仲景《伤寒论》为万古立法用方之祖，诸家注释，时贤谓许叔微、成无己为最精，至柯韵伯为观止。近读报，有某尊崇师说，力推柯氏《伤寒论翼》，能破传经，又自言引诸家批评，纠正其小疵。夫开后人遵纲认症，依症用方之法门，自柯氏始，而今又能加以辅翼之功，果若此，可以言书矣。若吾粤有所谓五大寇者，满口经文，下笔则一派都是麻桂辛姜、吴萸附子等药，对症自覆杯立愈，不对则去生便远。如余一次女（嫁郑姓）、一外甥女（嫁张姓）、一姐丈澳门何梅史，皆伤其生。此数病皆电追余由福建东回，或中途而已闻告殒，或临危而束手无策，只有二儿元锬，原是冬温，屡误升燥，人已昏厥，侥幸救其一命，言之犹为慄然。此亦书中之医，而非病中之医也已。医家所谓经方，经者正也，常也，圣道亘万古而长存，使谓经方不可用，然则五谷亦不可食，布帛亦不可衣乎？虽下愚无此思想，况《伤寒论》三百九十七法，一百一十三方，明列六经症治，如日中天，谓杂病已包涵其内，有何不可？惟慨以《伤寒论》括杂病，尚似纲焉而少目，语焉而未详。前圣开宗，未始不赖后贤之演绎。中外学术一蹴而几，一言而备者，未之或有，犹之食粟非但播芸之力，被服岂惟植饲之功。作圣述明，莫为之前，虽美不彰，莫为之后，虽盛弗继也。其师章太炎先生，学识文章，飚驰海宇，以其余事，旁及于医，加以中外沟通，理深法核，自能善用经方。惟学术授自良师，自不至偭①规错矩，而当机待断，徒法难行，看病临床，师傅未必能监临于左右。孟子曰："能与人规矩，不能使人巧。"徐洄溪因有医非人人可为论，殆有深慨焉。至于大医书如《千金》《外台》，谓其论症太简；名高如高士宗、张隐庵，谓其用法太过迂远。另一登报者言之，杨公救我教我，于陈修园得有大益，但其谓丹参、郁金等太破血，不知对症善用，灵活非常。又谓药性只宜知其利，不必知其弊，知则妄弃者多，及不屑细论温热等病，似已括尽于《伤寒》《内经》之内。余亦不敢赞同，使如登报者言，余一孔之儒，尚难径说，不过鉴于误医致祸，惨烈伤怀，始思及读书宜于善用。见我议此者，想亦叹陈义虽高，而用药仍宜慎密也欤。

辨类病

近因与友人论症，质政于周小农、沈奉江诸先生。蒙公同辨正，谓杨公救我虚损垂危，因便秘，故入在大肠药中，不忌归、芍之滑；次日大便得下，即减白芍，加附子、鹿茸，明著于医案；胃将绝，故以茯苓活动诸补品，不嫌其利水；玉桂协熟地、五味子，取其引火归原；麝香二三厘，借以通脑，用在治病到七八月后，不嫌其窜。且当日

---

① 偭：违背。

味苟太酸苦甘咸，到喉必吐。非杨公遵喻、陈大法，何以救此虚损垂危？设使滥用别药，次日无大解，三日胃纳不加，药更到喉吐出，其能生信用而施久治耶？若虚劳病之宜阴阳两补，重补者，则开滑渗利，辛动走窜诸药，岂杨公之明，并此不识？论者固未尝以虚心别类明微，遽执空想而评实事云云。此真诸先生持平之论，我因而有所深感焉。病初误疏散，次误腻补，后误敛涩，阴乘阳剥，命若游丝，泛药庸方，宁堪再试？杨公良工心苦，效断几先，起死回生，功悬日月，亲友固无人不见，而医案所未载者，尚有治已经年，残躯渐健，仍不时呕吐清水，左腹似挟冷水一瓶，摇动有声，即《内经》谓如囊裹浆，其鸣濯濯也。物稍腻，食即胀闷，非吐不舒。明是脾肾之阳，尚欠蒸运，胃肠蓄水。虽用大阳药，兼服黑锡丹至廿余两，仍未尽除。适余家聘有大拳术师冯俨叔，口授廿四行工，运练再经年乃免。使其初稍偏阴药，微命不立随以倾乎？使其后再请彼医诊治，将谓胃肠发腐，必要剖割，亦未可知。由斯以观，病情万变，活法在人。譬诸主试命题，对题作文，又不悖作文之定例，始能入选。医者之题何在？即在"审查"两字耳。按其现状，推其病理，断症处方，用药对症，便是作文对题。倘药不对症，效从何取？无效，漫讲杨公，即自夸名垂百世之大贤，其孰能信之？正之中有变，法之外有法。杨公所用，尚系正法，早已揭橥①题表。自古大经大法，人谁不知，所难者，在目遇神谋，化裁通变。以言治病，即治愈最危最大。医者之责任维活人，无论何如委折烦难，皆分所应勉，义所当为，无所谓奇。不过旁人见

---

① 揭橥：揭示；显示。

此医，能医他医所不能医之症，遂奇其所奇，使医者而自好奇，正是一罪。今回念师恩，续命有汤，行年六十有二矣。遵师教者，三十余年矣。当学医至二十六岁，最初出诊，即去冬所著六案，见杭州《三三医报》第十九期。以后治病仍必悉心体认，竭其绵①力所能为。对于贫富穷通，毫无畛域②，药虽贵品，有则不吝人之取求，此无他。当时仰赖先君，衣食无缺。倘以名售，以利售，不以诚求，将何以对吾师吾父？至诚其求而不得，差亦无憾于吾心。窃束发受书，于古尝闻矣。穷则变，变则通，通则久，《易》之理也。睿③哲文明，温恭允塞，《书》之典也。维此文王，小心翼翼，昭示上帝，聿求多福，《诗》之教也。强恕而行，求仁莫近焉；爱人者人恒爱之，敬人者人恒敬之，孔孟之学也。苟能愈病，师巫何害？苟未愈病，卢扁奚为？周先生之说也，勿偏一派，我之言，实先生之意也。留心诊察，罔敢执着死书，不问其他，只竭吾才。自怜者辄复怜人，不过自忏饱尝之痛苦，非尽囿于喻公仁厚之言也。然而溯十一年春到沪，先生即长劝著述，奈因学浅、鲜暇、多病，十二年冬，始勉下笔。十三年夏，陈濯江兄力劝印刷，代寄广东通志馆，始成此急就章，初何敢见天下士耶？不意海内外诸大君子，反过许之。自是善善从长，奖逾其分，而受先生德爱，与杨公临床曲救之苦心，故生平一切所经，丝毫皆自视歉然。又是恐负父师良友，人谁不爱其所尊、所亲、所友，等于生命视之。吁，言至此，衷心恻

---

① 绵：原本用"棉"。
② 畛域：界限。
③ 睿：原本用"濬"。

然，而亦戛然不能再下一语矣，请先生试代下一转语。

葛根兰草解

昨阅绍兴报第七期，解葛根兰草甚的。《伤寒论》葛根汤，治阳明表症，脉症具详。又麻疹用钱氏柴葛解肌汤，或湿温水泻，配清舒药，即从《伤寒论》治协热病下利法得来。或清阳下陷，伏邪沉困，配扶中行气药，即从李东垣升阳益胃诸法得来。用无不当，但时师不论外感何病，先一派羌独荆防葛根。不应，即清滋。再不应，非温补即鳖甲龟板①，介以潜阳，弄成脾败而致殆者，所见太多。纵间或可救，已费无限工夫，尤惨者。余家教授西席冯舫琴君，读经知医，其书童暑天感病，自用葛根为主，又用生葛汁，遂壮热昏晕。迫诊之，脉如屋漏水流，体若燔炭，亢涸无阴。因婉告冯君曰：病非伤寒，是暑温病。至此宜送之回家，至中途而已告变。壬戌春，余将离京，严又陵先生之介弟，其误死与此童同。数见不鲜，惊弓之鸟，因此太过审慎，亦自笑先入为主矣。凡药不论柴胡、葛根及何种，误用未免有弊，要在先议症，后用药，界线分明，庶几希望寡过而已。《内经》治之以兰，除陈气也。入药实以建兰为正，不可得，即广东盘植仁化白兰亦合用。通气清燥，芳香逐秽。其叶入口味淡，其花香满一室，远而益清，上品其价极贵。若泽兰性温行血，各有用处，截然不同。据周小农先生言，用佩兰治脾瘅之湿浊口甜，甚效，

---

① 板：原本作"版"。

是亦芳香化浊，可实验云。现方写建兰，药店亦交佩兰，即系孩儿菊，气辛似艾，亦能祛暑湿，逐浊秽，另有用处也。

麻杏甘石汤解

陆君订正麻杏石甘汤主治下温字，且有寒包热之的解，于王无碍，乃读书者之正例。

粤顺德举人刘逸濂、朱九江（名次畸，民国从祀圣庙，此为第一人）之高足陈简持，名昭常，中丞之业师也。曾在前山恭都学堂，为中文总教习。秋深病疟，愈治愈困，求治于余。每发，周身寒振，气喘，巅顶、腰脊痛，无汗。寒退，大热口渴，热将退，始有微汗。舌白腻而起黄，脉沉而弦。余曰：此暑湿伏于内，伏邪化热，经秋复受重寒，乃用麻杏石甘汤，加北柴胡、生姜、黄芩、知母、北细辛，两剂即愈。因问余曰：效则灵矣，药则夹杂，何欤？余曰：病内外并杂，故以夹杂法治之一升于上，一开于中，一清于中，邪从外解，则中下自如。此外寒包内热之症也。刘乃释然。

余近便血，止后，病体甚弱，腰足无力，故每日用关东箭芪四钱，高丽参二钱，杜仲三钱，桂元肉十枚，生白术三钱，土桑寄生三钱，煎水代茶。（此土字指广东。若梧州者，无甚大用。此药平淡有力，另详。）因忆少年时，粤省用大棉芪，后再到闽，老友郑兰友，言棉芪升燥，箭芪温驯，用之血症最良，因始识箭芪。近念年，粤亦多用箭芪。

按：《本经》黄芪微温味甘，主痈疽败疮，排脓止痛，大风痢疾，五痔鼠瘘，补虚小儿百病。是微养微升，中养脾胃，外达肌表之品，用处甚多。独疑大棉芪何以升燥。历询大药行，据谓棉芪必早拌硫磺盖密薰焗，色乃娇黄，色退者亦用此法，故燥。箭芪则无此，似颇入理。张君寿甫用亦箭芪，《衷中参西录》可见也。他日论土桑寄生，当将络石藤附之，但土桑寄生，真者甚难得。凡树皆有寄生，只数种有用，而治各不同。

医师周小农传

周小农先生，名镇，字伯华，江苏无锡籍。年七岁，侍父居沪。喉患继以足疾，经年乃瘥。十七岁，奉祖父命，学医，谓可自卫，而兼可活人，仁术也。乃广购医籍，简炼揣摩，寒暑无间，复负笈于常州张公聿青之门。举凡内科、女科、儿科，一切疑难杂症，莫不抉奥探微。嗣历就沪上诸善会赠诊，广益主任周禹廷，请任依德、丁甘仁、费访壶诸名宿，汇评方稿，先生辄冠其曹。初善堂赠药，以手酌撮，先生谓差以毫厘，谬以千里，宜用戥权①。乃托堂董陈君席珍，乘间忠告，卒赖其言整顿之。乙巳，李君平书设赠诊所于小花园医学会，请余伯陶、廖吉人诸君，主任医务，先生亦参与焉。是秋，日俄战罢，东三省疫疫盛行，沈仲礼、吕镜宇诸公，特创设红十字会，征求医会内中医之敢往者。李公使、倪君铭三，请与同学郁闻尧君

---

① 戥权：即戥秤、戥子，指一种小型杆秤，专门用来称量金、银、药品和香料等分量小的精密衡器。

同往，先生守"父母在，不远游"之圣训，以严慈未许辞。己酉膺上海警署之聘，任职三年。任事之初，即厘订治例，井井有条，上诸当道，咸以为当。辛亥夏，伍博士廷芳，倡设劝戒纸烟会于观渡庐，举先生为劝导兼调查员。先生俭素布衣，不嗜烟酒，故人恒宗仰。光复间，旧交任依德，仍为总务科长，慰留在沪，先生婉辞归里，赠诊赠药，一如沪上。所有戚友润笔，送药店代收，给予收条，移作极贫赠药。省口腹之糜费，化私惠为公益，其法最善，人人可仿行者也。其尊人莘农公，汇录效方，命选订为易简方、集验方。戊午，又成续编行世。先生并录日记之剩稿，著《惜分阴斋医案》，已刊行者四卷。辛酉，山西阎百川①督军，设中医改进研究会，举为名誉理事。壬戌，内务部颁管理医士规则，先生抉摘其弊，天下遂知联合省会以争之矣。先生不但湛深医学，慈善为怀，兼爱惜他人有用文字。曾录时贤王旭高遗稿六种，付千倾堂影印行世，公诸同好。所谓医界之热心人，舍先生其谁属哉？余长子元梓，官京师，民国初元，余避乱由粤入京，壬戌春，奉公事偕余到沪。先生即先施寄函，征取著作，告以散佚，复力劝追录旧稿，谓医者治病，苟有验方良法，务宜著书传后，庶读者有所参考，以拯救他人，本其爱人无己之心，劝至经年，邮筒罔闲。余感其意，而《证治丛录》出版再版以成。非然者，数十年读书临症之苦工，不留一字，而后知先生之玉成者大也。爰为先生立传，叙其医事，而即以先生之懿德，垂法于世，以示仁者之无外焉。

---

① 阎百川：阎锡山（1883—1960），字百川、伯川，号龙池，山西五台县河边村（今山西定襄县河边镇）人，民国时期重要政治、军事人物。

时君逸人《中国诊断学实用》序

　　尝思人类之生命所寄者，身也；与身命为敌者，病也。持西儒哲理者，谓生命生生不息，常寄诸天地万物之间，其说最精。然而是说也，中国古圣贤固尝言之，即精神上有精神，长存不减，亦惟圣者能之，下焉者无身即无生命矣，而医药尚焉。谋所以御贼身之敌，而议病施治者，则诊断学尚焉。

　　仪征时逸人先生，寄其所著《中国诊断学实用》，赠余索序。览其内容，总分六章，章更分节。先之以普通诊查法，继之以经过症、现在症、自觉症，著之以断病定式，复伸之以结论，使研修学子，得收循序渐进之功。医校教授，正为善本。近医界呈请教育部，中医加入学校统系，该部竟以中医不合教育原理批驳。原理何？即循序渐进，沿阶而升之谓。是谓中医书籍，向无统系，即诊断一科，亦无一定之标准也。《内》《难》以后群书，中国诊断学，何尝不至精至奥，至繁①至博？特散见纷纭，初学者未免望洋兴叹。先生之书，撷摘精华，断定病名，以昭正式，并说兼夹诸病，以清限线。综病理、豫后、疗治、卫生各专科，亦基础于诊断学之统系。使早分级撰著，多有如先生此书者，教育部亦何能谓中医不合教育原理耶？吁，可慨矣！夫医者能诊而后能议病，能议而后能断症，能断而后能取法用方选药，过来人自深知工夫详慎，实在为难。先

---

　　① 繁：原本作"烦"。

生善易知医，天人感应之机箴，气化斡旋之奥窔①，明乎其理，萃于其心。故曰中国诊断学之长，长在医师神识意会，在全体统系上灵辨之，不拘泥于病灶之形质，而无取于器械，存人身以全人生命。以此书为初学临床着手工夫，其言为切当也。故序之，而不敢以不敏辞。

戒偏者言批按

或问近今医学，日益发达，西医之进步，似较中医为速。而社会心理，或偏信中医，或偏信西医，究竟孰为无弊？余谓，姑不谈医，凡事未有偏而无弊者，但泛论中西学术可乎？我国各种学说，均有数千年之经验，自未可妄加菲薄。西方学术，则无不根据科学方法，苟非已得确实可靠之证明，则不敢盲从。与我国之事事含有哲学意味，搀入几分之理想者不同。此正西学之长处，但因此而谓我国数千年之经验，可一概抹杀，则亦偏矣。且西人何尝不重经验？近今各种学术之注重试验与实习，正欲以试验而得经验，实习而得经验耳。彼谓我国学说，全不根据科学方法者，其说亦偏，史载神农尝百草一日而遇七十二毒，此非科学之试验方法乎？周秦诸子，凡近今新奇之学说，已一一露其萌芽。人自不加研究，且溺于名利，致少发明耳。平情论之，近人之学术，无论中西，决无人敢自信已造其极，不会其通，未有能化其偏者也。

按：戒偏者言，固正论也。但中医偏重气化，已成过

---

① 窔：幽深。

去时代，今则以有统系的方法整理之，并汇合兼参，举西医偏重物质之专长，悉心研究，一日千里，将奄有其所能，乃时代所赐与也。彼学西医者，犹视中医为喜旧厌新，陈言墨守，必欲举中医扶正以适当其生存，拒害以排除其障碍，立法以回复其本能之抗卫。五千年来历历具有实效者，悉数而芟^①艾之。彼自视虽高，适足自形其褊急^②而已，度量何太不广乎？至于《内经》首言五行，乃引伸天人感应之机箴，以明生理，属于哲学，并非一瓶一钵，必加入一五行，以捆灌病人。彼以为攻破五行，即攻破《内经》，杀其祖而种族自然消灭，方自扬扬意得。然彼本尝深究中国医学，得失何自而知。撼树虽有蜉蝣^③，而中医仍然存在也，又毋乃甘为笨伯乎？又如天文科所考九星，以五行名者五，已曾如其愿，飞入星球，身历亲探，而后立此五星之名乎？今尚未能也。研究之法，亦何尝尽如此呆滞也。奈何一学西医，即委屈而欲痛绝中医乎？噫，可哂孰甚。

迪氏生命之解释批按

凡生物必有生命，此常人所共知，然生命二字，果何解乎？自来哲学家、科学家、生物学家及医学诸家，欲用科学术语，思索而研究之者多矣。然彼此意见纷歧，莫衷一是，故生命之解释，有数说焉，而大要可分三派。此三

---

① 芟：割去。
② 褊急：原本作"褊棘"。形容气量狭小，性情急躁。
③ 蜉蝣：一种昆虫名，常生活于水中，寿命很短。

派之思想，均能不为宗教之神秘所闭锢。试举各派代表人物及其学说，分述如左：

（一）英儒斯宾塞（Spencer）氏，解释生命之意曰：生命云者，并行连续而发生之内部的复杂变化，互相一致，对于外界环①境，恰能顺应之谓也。此定义中所揭特质，乃谓生命由内部复杂之理化现象，发现生命。

（二）德国著名生理学者黑克尔②（Hegel）氏有言曰：凡物质无精神，则不能存在运动。精神无物质，亦不能存在运动。物质与精神，为宇宙精神之二基本性，将基本性扩充之，则更表现其可感受、可思考之无限实体，此即所谓活力也。此定义略说有了活力，始有生命现象。

（三）英国赫胥黎（Huxloy）氏之论调，谓生命为有组织之原，而非其结果。此说虽流于空泛，然确有根据以证明之。试取动物界之根足虫类，置于强度显微镜下检视之，必不能见其有构造以及组织之物。顾此种动物，虽无构造、无定形部分，而有生活体需要之特质，并有制出精巧美丽，和具数学的规划之外壳。如此妙能，殆寓有深意于其中焉。

按：医者，保全人生命者也，诚不可不知生命之解释。以上三说皆极精，但学说在于各科，则各科根据不同。上三说皆属哲理，说有生命之原因，未尽是医科之观念，仍是解释何以有生命之前提。若医科说生命，是注重心脏常使之回环运动，力能健全其躯壳，而生命藉以寄存，是说也。医科之解释应如此，而医术之功用亦在此矣。《内经》云：中焦受气取汁，变化而赤，是谓血。以奉生身，身在

---

① 环：原本作"圜"。
② 黑克尔：今多译为"黑格尔"。

即命全，中与西其揆①一也。

沈仲圭《读妊娠劳损辨感言》批按

何君志仁著《妊娠劳损辨》，大旨谓二病最易误认，设非富于学验之老医，鲜不致认驴为马，诚哉斯言。然蒙谓辨孕非难，所难者世人狃②于男女嫌疑之俗，吾人无由尽诊断之能事耳。盖妇人一结珠胎，阴户即生变化，可查而知。（如第一月，阴户浸湿，少腹温暖，子宫大如鸠卵。第二月，乳房增大，色呈茶褐，子宫大如中等之橙。第三月，阴户呈深褐色，子宫大如婴儿之头，乳房更大，乳首作暗色。）初无待于大腹膨脬，而始知为娠也。今舍此特征而不察，惟据目不能见，手莫能触，惝恍迷离之脉，以为诊断，宜乎妊娠与劳损，不能确指也。夫生殖器为肉体之一部，妊娠乃生理之状态，既非不可示人之物，亦非可耻之事。故泰西士女，有患生殖器病，而受治于医生者，莫不袒裼裸裎③，羌无羞态。盖以区区之局部，与可畏之病魔相较，孰重孰轻，不待智者而判矣。须设女医专校，俾生殖器病一科，咸隶女医疗治，更有利无弊也。

黄宫绣所纂《四言脉诀》，余尝修订，按，《脉诀》云：妇人有子，阴搏阳别。少阴动甚，其胎已结。和滑而代，胎当三月。滑疾不散，五月可必。阳疾为男，阴疾为

---

① 揆：准则；道理。
② 狃：拘泥；因袭。
③ 袒裼裸裎：脱去上衣，裸露肢体。

女。女腹如箕，男腹如釜。余历见妇人停经，身虽弱而尺脉绵绵不绝者孕，见之两寸者亦孕，人病而脉平者亦然。尝有怀孕过一二年始产者，脉平而虚是，三部沉浮正等，按之如连珠不断者亦是，不可概以洪滑二字拘之。徐洄溪谓妊娠过年不产，由挟寒宿血在胞，而有胎则冷血相搏，令胎不长，产不以时。若其胎在胞，日月虽多，其胎翳①小，转动劳羸，是挟于病，必过时乃产。沪商唐世伯之如夫人，无月事者三年，群医指为经闭，攻破备投，状如劳病。及马征君陪②之，由京师回，独断为孕，且断为男。用药养胎，不过四物加减，平平无奇。服至六阅月，竟产一男子，惟比常儿细小，亦因人弱而脉平。且谓其体气本强，故攻之则不长，而亦不堕云。余胞侄女适缪姓，闻在粤停经年余，历地更医，群谓经闭，攻破备至，麝香亦服过两枚，攻至堕下，始知是胎，而生命亦因之立殒矣。辛酉秋，京师大学堂教员，湖南赵君之妻，年二十四，向患腹胀，治胀时消，忽停经两月，诸医孕病未辨，诸教员咸嘱赵君就余诊断。余断为孕，以脉沉弱，而两寸久按绵绵不绝，故又嘱赵君，验得其乳头渐黑渐大也。使医者早如沈君之言，嘱其自验之，又何至病孕莫辨耶？则此感言，胡可不录？

---

① 翳：遮蔽。
② 陪：原本作"培"。

徐洄溪医案批按一

苏州沈母，寒热痰喘，大汗不止，一名医谓将亡阳，用参地姜附。徐俟其去，乃入诊，脉洪大，手足不冷，喘汗淋漓，教以买浮小麦半合，大枣七枚，煎服。汗止，为立消痰降火之方，二剂而安。徐曰：亡阳亡阴，相似而实不同。一则脉微，汗冷如膏，手足厥逆而舌润。一则脉洪，汗热不粘，手足温和而舌干。但亡阴不止，阳从汗出，元气散脱，即为亡阳。然当亡阴之时，阳气方炽，不可即用阳药，宜收敛其阴气，不可不知也。亡阴之药宜凉，亡阳之药宜热，一或相反，无不立弊。标本先后之间，辨在毫发，乃举世无知者，故动辄相反也。

余按：亡阴不止，阳从汗脱，以参附就醒，即宜救阴。喻公嘉言，治沙宅小儿一案，所谓阳回之后，宜以六味地黄汤，补阴以配阳，断无不愈，即此义也。但参附回阳，或径进补阴，或兼用补阴，或宜轻清通络透邪之药，治无一定。如洄溪谓翻胃由痰火上逆，膈症由胃液干枯，但翻胃亦有由寒饮，膈症亦有由痰、由瘀、由虫、由胃管、胃膜、胃底变动种种。余向持《易经》行健不息之旨，最重气字，最慎腻药，次太酸敛。然余年少时，治黄字经兄令叔，久病吐水，卧床不起，舌白，脉浮而数，真是膈病，由肾水上泛。余用六味地黄汤，加香砂陈夏，两剂无效。一老医用水煮化阿胶二两炖鸭，十只而痊，得阿胶滋阴沉降之力也。学识未到，执一鲜通，自此后，余遂知所戒矣。

徐洄溪医案批按二

观察毛公裕，年届八旬，素有痰喘，病因劳大发，俯几不能卧者七日。此上实下虚之症，用清肺消痰饮，送下人参小块二钱，二剂而愈。盖下虚宜补，但痰火在上，补必增盛，惟作块则参性未发，而清肺之药，已得力，过腹中，而参性始发，病自获痊。王士雄谓，参不入煎，欲其下达，与药丸嚼化，欲其互恋，皆有妙义。药者，勿以一煎方了事云。

余按：丸不嚼化，送以药水，则丸之力亦至下而始发。喻公嘉言，治胡太封翁，高年寒疝，用姜附末为丸，以治下寒，用参苓末为衣，不伤脾胃，此亦一法。至于先煎雄烈厚重诸品，后煎所兼苦寒药，亦可清上温下。又病有宜汤、宜饮、宜丸、宜散，宜早暮服，法各不同。阳药夜服者，从阴引阳；阴药日服者，从阳引阴。及外治，宜薰、宜蒸、宜拓、宜洗、宜膏敷散贴，亦各不同，均有法度，违则病不能除。故洄溪谓此等法，学者皆宜深考也。

徐洄溪医案批按三

平望镇张瑞五，素有血症，徐托其办事，乡城往返，因劳瘁而病大发，遂别回镇。时徐始修合琼玉膏，未试也，赠以数两而别，自此未再通音问。他年镇有延徐者，出前方，问何人所写，则曰张瑞五。问何在？曰现在馆桥之右。

即往候之，精神强健，与昔迥异。自述服琼玉膏后，血不吐而嗽亦止。因涉猎方书，试之颇效，聊以助馆谷所不足耳。徐遂导以行医之要，惟在存心活人，小心敬慎，择轻淡切病之品，俾其病势少减，即无大功，亦不贻害。若欺世徇人，乱投重剂，一或有误，无从挽回，病家纵不知，我心何忍？瑞五深以为然，遂成一镇名家，享年七十以外。王士雄谓行医要诀，尽此数语，所谓以约失之者鲜，学者勿以为浅论云。

余按：治病有症，有因，有理，有法，而后有方药。猛烈大剂，有时亦不得已而用，惟不宜欺世沽名，放胆浪用，庶为仁术而慊①天良。徐、王数语，真仁人之言！医者果不敢自伤其德，戏人于死，切勿藐其言为卑浅为要。至于外现五绝，及风劳臌②膈等，内脏已坏者，法在不治，否则虽久重极危之病，合法对药则生，背法误药则死。当其时，务持喻南昌不忍弃之心，任谤任劳，悉心图救，救之无术，人与我皆无憾也。若思之思之，思之不得，鬼神告之，未必无妙悟之环生，及其愈也，医者不得自耀为神奇，活人其责任也。惟病家亦必须信任不疑，俾医者尽其能力，其实也，得医则生，失医则死，非病机自疗，可以掩饰也。观于乌镇莫秀东，患奇病，痛始于背，达于胸胁。昼则饮食如常，暮则痛发，呼喊彻夜，邻里惨闻。治五年，家资荡尽，欲自缢，其母怆急，亦欲赴水死，其戚怜而引至徐家求治。徐曰：此瘀留经络也。因谓其子爔曰：此怪病也，广求治法以疗之，非但济人，正可造就己之学问。因留于

① 慊：憾；恨。
② 臌：鼓胀。

家，用针灸熨拓煎丸之法，无所不备，痛渐轻渐短，一月而愈。莫感谢不置，徐曰：我方欲谢子耳。凡病深者，须尽我之技，而后奏功。今人必欲一剂见效，三剂不验，则易他医。子独始终相信，我之知己也，能无感乎？徐说固实话也。以上余曾记于《发撼所见录》者，尚忆此三条，补记于此。

遇安斋证治丛录方药门

答汤士彦君疑龙胆草、大黄、黄连等
何以中西功用相反

龙胆草味苦性寒，为直折肝胆火炎之猛药，《本草》已详言之矣。余亲见赵氏，余内人之堂婶也，年四十外，目常迎风流泪，忽作痛。医者用龙胆泻肝汤一帖，龙胆草三钱。午服，傍晚自觉天地昏黄，至夜遂终不见物。余表侄吴姓，年七岁，疳积病目。医者用龙胆泻肝汤三帖，每帖龙胆草一钱，瞳人散大，积虽去而已成瞎子。如此者不一而足。虚人之不能任受，事实显然，天下断无舍事实而争口舌之理也。余三十余年所见，投以黄连、黄芩等，时有到喉即吐者。投药不能不与变通，无他，其人胃弱耳。且人类体质不齐，时有独忌某药，不喜某味者。诸前贤中，张景岳尝论及此。夫天生万物，必赋以特殊之材能。《千金》以大黄为补五脏药，王士雄谓除脱症外，攻补凉泻，应无不用通，实热则硝黄较补于参芪，壅闭抉而精神乃昌，此所谓补，非即彼人所谓补耶？徐洄溪亦有敢于去病者为大医之说。喻嘉言医案，用当归芦荟丸，更神乎其神。盖禀赋气候习惯种种，人地不同，偏实偏虚，偏热偏寒，用药即以药力之偏胜，救生人之偏病。中西论调相反，实因用各有所宜，胶柱何能鼓瑟①，法理本圆通广大。苟虚虚实实，殆将绝人长命，而遗人天殃。汤先生固深痛之矣，否则何疑问之有乎？

详答任伯和君征求冻瘃治法

《前汉·赵充国传》：手足皲②瘃③。今人谓之冻疮，方不胜书，今所录则亲验而屡验者也。

余久居闽粤，民国避乱入北京，深秋已觉严寒，入冬，有事不能不出门。虽身被毡裘，而寒冽之中人如矢石，至清和月而寒气乃解。古诗云"二月春风似剪刀"，真是北方气候，而北京以北可知矣。头年，余两耳弦、十指背两节、足十趾、两脚跟，发肿作疮，肉色朱殷，渐溃如豆腐浆，历治无效。余仆孟常，访一老者录方来，乃老鸦草一两，透骨草一两，川椒五钱，吴茱萸三钱，生葱三根，老姜三大块打扁，生辣椒五个，余加桃仁二钱，助祛寒药以活瘀血。熬水一大锅，临卧取药水三汤碗，入小锅，置炉上煮滚，将患处先薰后洗，洗毕抹干。另用同仁堂胭脂膏一瓶，加入生肌散二钱，和匀遍擦，即卧。大约熬水一大锅，可用三晚。药膏则每日须擦四五次，不一月而肌肉复原。次

---

① 胶柱鼓瑟：比喻固执拘泥，不知变通。
② 皲：皮肤因寒冷干燥而开裂。
③ 瘃：冻疮。

年手足红肿，即熬老姜辣椒水，临卧熏①洗，擦以外洋德美花时连膏，肿消红散便愈。亲友录方，能耐性熏洗，效甚。

千金易得，一效难求。前贤张景岳，教人选药，徐洄溪教人试药，黄宫绣《本草求真》专讲实用。学者非用之本身，施之病人，逐层体察积久成验，乌呼可？余非敢哓哓不已②，佚出题外范围，因任先生嘱详细答复，故有此赘疣之论耳。

论滇南异药书

（上略）南居闽粤，北抵京津，近游上海，见各省药品，以粤闽为最杂。一切山草奇物，医者用之，病者服之，毫不诧异。若京津医士，非经方之药不肯用，又药店不备此种，外省医士，虽欲用而无从取求。余只要亲验有功者乃用，不甚固执而亦决不假此以炫异也。江苏徐洄溪，术擅六科，书称轨范，为前清一代巨③子，声望罕与比伦，其论药仍津津焉以搜求远方异品为言。且《本草》代有增新，新药每有发明，可见天下之博考日详，即拯剂之功能愈溥，学求新理固如斯耳。昔侍先师黄公槐森，谓云南峰峦峻叠，岩谷幽邃，时产异药，为四川所无。吾师历官四川、云南，言必有据，惜年湮日久，记忆无由。近宜兴医会，力讥王某故用僻废怪物，巧立名目，甚是甚是。惟经方以外之药，

---

① 熏：原本作"薰"。后同。
② 哓哓不已：形容争辩个没完。
③ 巨：原本用"钜"。

亦自有可用者在也。

答周小农先生问重楼金线

（上略）沈阳医学杂志社，开幕在即，已作贺函颂词付邮。重楼金线，闽广名七叶一枝花，用治吐血、嗽血、便血及跌打。作为清降去瘀、通经络、化血滞妙品，清而不寒，功能降逆，是热症吐血、嗽血之平稳药，非强涩剂留瘀之可同日而语也。

录周先生再来书

重楼金线，《本草纲目》名蚤休，又名草河车。苏医治外伤用之，而无用之血症者，得君指示，将来此药主治下，又多实验矣。查粤本《生草药性备要》，七叶一枝花（刘筱云君亦云实即蚤休），味甘性平，治内伤圣药，补血行气，壮精益肾，能消百毒，乃药中之王。（此文，为东壁李氏所无。）审是，则中国南海盛行之药，而别省未悉功用者甚多矣。

重用黄连治愈瘫痪重病之历见①

（附重药杂投治愈水肿极危症）

余友梁遁庵翁，广东阳江人，乡进士，省议员也。病瘫痪，中西医久治无效。遇一云南军医，谓是热痰窜入血管，非上好黄连，不能入而逐出之。先由四两加至八两，熬水连服数日。再用一斤，配宰净肥鸡一头，清水四大钵②，蒸作一钵，载诸瓶。每日四五次，每次饮一小茶杯。服完再煮，两月奏功。复发二次，均以前方获效。后年已七十矣，又发，不敢服前方，入省城大西医院，百技兼施，遥遥莫必，迫不得已，照前方再服，又痊。事在民国初元，余将入京时也。但他人服此，有愈者，有一二日即觉胃闷者，而遁翁无次不效，则此方未可厚非矣。

澳门杜浩臣翁，患水肿，历聘中医，复屡入大西医院，求效渺然。延至全身俱肿，上气喘，足心满，肾囊涨亮如晶球。尤甚者，脐突高至三寸许，脐眼外翻，纯然作一喇叭形，谁能不谓之难治耶？乃遇一道士，方以生黄芪为主，佐药或解毒，或凉血，或行水，或消积。每一药或数钱，或数两，或至一斤，拉杂成一大堆。满水熬一大缸，长日取饮。过二十日，换一方，既补气，又养血，又利水，又消滞，又清燥，亦拉杂成一大堆。斤两煎熬，概如前法。

---

① 原本正文标题为"黄连治愈瘫痪、重病之历见"，目录中有"重用"二字，据文意，加"重用"二字。

② 钵：原本作"砵"。下同。

再越二十余日，病体霍然，人咸称奇。此系前二年事，余已由北京到沪。浩翁令婿黄弼臣，即余师黄公植庭之第十三世兄，以函来告者，询问道士用方，有无意义。余答以治肿胀病，或专补，或专攻，或先补后攻，或先攻后补，或攻补兼施，前贤原有成法。但用药重多如此，拉杂如此，以中西大医告绝之危症，竟能堆此一大堆重药，藉手效灵。凡病者只欲其能痊，医者只求其愈病，否即目洞隔垣，胸罗万卷，检察器如山积，雄辨高若建瓴，到底于病人生命之倾危，有何益处？今杜翁健矣，道士神矣，第知实滞延至已成半虚实症，用攻补兼施之法，此外不必深求，功效显然。求医得医，其斯之谓，见者佩服不亦宜乎？

鲜刺荠实能治热痢

（附海蜇荸荠治实热闭经，红花樟脑治热毒疮疡）

痢果系热症，不止鲜马鞭草有效。粤中有一种野藤，名刺荠，早春萌芽，叶浅翠，渐长藤延蔓，叶绿色，逐节有软刺，色嫩而刺多，故名曰刺荠。春初，乡村妇女采摘，煮以热油虾酱，黄糖白醋。《诗》所谓"薄言""采采"①，野蔬供膳，别有风味也。味甘而微苦，春深则叶老刺刚，止宜入药。患热痢者，取其根擂烂，加入食米一小酒杯，煮成糊，配以黄糖，清热消积，每有奇效。多食三数次，亦无损于人，良药也。非热痢自然无效，固不止刺荠一物为然。如无根，即叶与藤均可用。

---

① 参见《诗·周南·芣苢》。

凡药不论贵贱，对症即效。余见妇女闭经，中西医屡治无功，一用海蜇加荸荠①煎水，屡见奇效。故妇女虚弱者，食海蜇堕胎，而闭经由血热积壅，则效甚。

又煎刺苋水，洗热毒疮，其效与蒲公英、丝瓜叶、白菊根叶，或饮汁，或捣烂加黄糖、冰片敷贴，效同。而不如鲜大红花，合樟脑捣敷。疮系热毒，未成即消，已成即溃，出脓而愈。今因说马鞭草而并忆之。

又实热痢症，萝葡②磨鲜汁二小茶杯，白蜜一小酒杯，老姜磨鲜汁半小酒杯，作呕，可用一小杯，普洱茶五分，泡作一小杯，和匀温服多次。又里急后重太甚者，厚朴一钱煎水，送服槟榔细末八分。此二方俱见《验方新编》，而每见效。如渐虚者，检编内用归芍各三两之七味汤，亦殊效。但每次服原方三之一或一半便得。方实出陈远功《辨症奇闻》也。

途狗尾　波斯芋　野苋菜　山梗骨　萝兜根　倒钩草
象牙丝　榕树须　野菊根　人字草

途狗尾，小木本，叶类茶花而薄，色淡青。罗兜勒，叶狭长，中边俱起密刺，形如戏场冠插之雉尾，用其根。二物皆味甘性凉，能化滞清火，通活有力，治暑温夹色癍疹疔瘰等症甚良。又波斯芋最化肥腻，倒钩草能透伏邪，野苋菜能除痢积，野菊根能消疝胀，人字草能定肝风，山梗骨能止骨痛，榕树须能通热闭。类皆清品，无取沉寒，上海之广东山草药店常备也。若论时师对于病者家贫，尝

---

① 荸荠：又称为"荸荠""马蹄""菩荠"等，多年生草本植物，多生长于低洼湿地，皮赤褐色或黑褐色，扁圆形，肉白色。可作果蔬或制作淀粉。
② 萝葡：即"萝卜""莱菔"，十字花科植物，性平，味辛、甘，无毒，能消食除胀、降气化痰等。

以象胆、黑鲩鱼胆，代熊胆，旧金汁人中黄代犀角，象牙代羚羊角，取其性略相近者，体恤贫家，其意岂可厚非耶？查象牙，味甘性寒，磨汁或煎服，能解毒，能消痈肿，能通经络，能降肺与胆肝之热。治儿科急惊风，研细末多服。能吐出骨鲠。（另倒吊小狗以杯接取其口涎，服之，确能化猪鸡各骨鲠。）近世物料，供用日繁，科学家虞其缺乏，每补以人造之工，良资利赖，惟人造象牙，能否入药与天产功同，不无疑问。推而例诸体温表，固西医诊察脉度之要具。然同是发热也，有实热，有虚热，甚则有真热假寒、真寒假热，毫厘千里，尤要分明，今欲专靠此表以分别之，似尚难明瞭也。

复周先生论医药书

石膏　柴胡　韭叶芸香草　推论治温诸家　诫过击叶氏

（上略）今观《衷中参西录》，论用生石膏，其言的当。纪文达公《阅微草堂笔记》载余师愚治疫，用至一二斤，王士雄亦引此事。弟识浅，用石膏，范围不敢太宽（外邪方炽，食滞未化，忌石膏），然迫于应用，如治内人吴氏，产后壮热，大汗大渴，白虎去粳米，加软柴胡、羚羊角，十八剂，垂危而安，每剂石膏八两；又治福建陈花埭妻鼠疫，气将绝，幸能灌药，药中加石膏一斤，竹茹半斤，亦十余剂，竟以敛服卧地六日而幸生；又去年在沪，治横浜桥孔君丽川之秋燥伏暑病，石膏亦用半斤，中西大医决为不治者而幸治，明知犯喻嘉言无论虚实寒热，垂危则消化力弱，不宜孟浪大剂，宜小水灌田之戒，惟势迫则小心变为大胆矣。由此观之，断死必死何难，断生必生则难耳。

各省泥于温热禁例，一见"柴胡"二字，便惊如蛇蝎，不知柴胡固少阳转枢药，陈修园谓亦阳明正药，能升发胃气痼弊。此言得诸考验，与徐氏伤寒类方，断定注多反惑，宜认明各经提纲，见症治症之言相类，直捷了解，实与庸医头痛治头，足痛医足者，迥别天渊。弟又以为北柴胡形似老树小根，其性转动直升。软柴胡形似竹叶，其性轻舒。气体虚弱之人，苟非痼冷沉寒，每以软柴胡配知母、丹皮（呕多汗多，丹皮忌用）。他如温热病，果似疟非疟，或邪入阴分，十用九效。若银州柴胡，形如党参，清降入胃，微有疏性，与石斛相近，而略不同。医家临病认症，酌方配药，功效悬殊，不能混视，何得以柴胡作为毒药耶？民国九年，梁君宓，字卣铭，任京师地方检察长，病湿温甚重。余用甘露消毒丹，去黄芩加制半夏，再入软柴胡三钱，知母三钱，改作汤剂。四十余日，中西药未愈者，立收奇效，及愈。犹有疑为必发喉症者，幸君安然无恙。又见余用三柴胡辄有功，始翕然无语。读薛生白《湿温论》，亦偶用葛根、柴胡。第不善用葛根，涸干胃汁，杀人有之。若软柴胡用之合法，何曾见碍乎？

韭叶芸香草，曾见《三国志》，武侯渡泸水，军士饮哑泉，谓芸香草可治瘴气。承嘱找到滇药五种，用此清活舒动，颇似软柴胡。只柴胡轻升，芸香草芳香活利，差又不同而已。风瘴温热，邪阻膜原，似为良药。

余四种未甚见效，暂不妄论也。

陈修园偏用温热药，亦知阳虚于上，阴虚于下，俱不宜升。徐洄溪谓不宜升者，用风药轻清，亦可上达。凡学业，积久自心知之。又有人谓陈修园书太浅，未尝不是，但浅而正大，乃初学下手工夫。余友林子祥，世好郑幼兰，专宗陈氏，亦大享盛名。纵温热病，非其所长，固人无万能，亦自然之理。金元刘河间、王安道，明尚书张凤逵诸贤，发明温暑，自有清叶天士大加阐发，至王士雄演绎已详。中间经百十贤明，补苴不少，姑观《吴医汇讲》，可知大概。西学有发明，有演绎，有反对，有比较，有折衷，有调和，有归纳论种种，仍有相对论出版，辨亦何妨？惟遵之有效，则愿大志士留有用精神，勿与叶公，过加攻击也。

上文所叙，理应详列治案证实，但身在浊流，尘氛未拂。俟暇日，先述先师杨公来仪，救余虚损，与先生过爱，谆劝追录著述，以志恩师益友之大忱，乃能及此。请宽假之，放恣之言，知我罪我，孔子犹惧。若对于先生之有心诱导，果丝毫皆系实事，则口不择言，知先生必不责而谅我也。（下略）

附读君函牍，极佩卓识。诸君有此类论述，均可披露本刊，与海内同志并鉴。

周镇白

七夕秧　闽粤常用之，即食米之谷，女子种于磁碟，高约二三寸。七夕用以礼仙者，晒干连根用，即非礼七夕者亦可用。能清阴分之热，轻而利水。与皂角刺配药，俱能抉破肺中痰囊，即徐洄溪隐而不宣者。

（镇按）角里陈莲舫，每用嫩稻秧，此秧与皂角刺，用以穿破肺中痰囊，惟未用于阴分虚热。其徒某君，曾示其方，与此说略同也。

刘君筱云芒果核疏证

刘蔚老《遇安斋证治丛录》新本草内，有吕宋芒果核一味。原文云：娇黄色，身长圆如鹅蛋，甜而香。每年约三四月，必到上海、香港各埠。果中珍品，只取其核入药。凡肝胆热滞，借以疏达，热病兼有食滞者，用以清消，历验不爽。

愚按：蔚老所云芒果，即商务印书馆《辞源》木部之"樣"字是也。《辞源》所注甚明，毋庸赘述。惟芒果之名，特广州、肇庆、梧州各处方言呼之。若潮州人则仍呼作"樣"，音读如"蒜"字。此为果中珍品，固如蔚老所言，然食之之多，及嗜之之甚，固莫如鄙人若也。余久客安南①，堤岸西贡乡，咸产此果。每岁三月上市，其价颇昂，若五月大熟，则银壹角可购数枚。樣树乔木，枝柯高耸，结实甚多。熟时肪肉之凝厚，脂液之芬馥甜美，难以殚述。旅越南者，无不嗜之，越人亦自诩佳果。吾师陈英畦先生，恒称荔枝、芒果、甜橙为岭南珍品，洵不诬也。芒果之产外洋者，以安南、吕宋（即菲律宾②）为最。吾粤番禺下茅乡所产，为全粤冠，惜绝少而难得也。余潮州各属，亦多产之。

樣核性平，味清淡微酸，解热导滞，粤人恒用之。然必去壳取仁，及虫蚀枯废者勿用。至蔚老以上诸说，固阅

---

① 安南：越南的古名，这个名称来源于唐代设立的安南都护府。
② 宾：原本作"滨"。

历经验有得之言也。

　　按：樏核解得更确，其皮枯洼①者须去，否则勿去，仁清消，皮兼疏达也。

羊毛痧验方

　　十余年前，上海患时疫，头痛作吐，胸翳足软，项背牵强，或则兼泻，甚则抽搐。是出毛疔，外用鸡蛋清②数枚，荞麦粉八两，加生油一碗，搅作大团，分作数小团。由头至胸腹，及手足腕③，由项至尻骨④，每团顺擦数十下，又换擦一团。每团破开，内有白黄红黑长毛。各团擦完，须埋土中，以免传毒。并用生火秧勒叶三片，口嚼吞汁，毫不觉辣。是年粤人多办来上海，每三片值数角。

　　火秧勒木本，全身胶质起勒，浅翠色，如武器之铜鞭，高数尺至丈余，围大二三寸，惟胶质，必日久始结实，其心即胆，长二三寸许而厚。颇温散，治泻吐气血滞痛，可用五分研末，开水送下，甚佳。

治寒疫吐泻验方

　　昔年闽粤寒疫吐泻，逾时即毙。王孟英引列冷香饮子

---

　　① 洼：原本作"蛙"。
　　② 清：原本作"青"。
　　③ 腕：原本作"湾"。
　　④ 尻骨：尾骶骨，是尾骨和骶骨的合称。

等，可治寒疫。惟是年用姜、附每七八两，桂枝、吴茱萸各四五六钱，丁香一二钱等，无效。后一老医发起，令病人曲肘向上，背后夹一小竹枝，放到平正。照竹枝压正中脊骨处，记一大墨点，再上广尺一寸，记一点墨，下一寸记一点墨。吐多，以厚姜片盖上点，以艾绒如黄豆大，灸三五炷。泻多，灸下点。吐泻并多，灸中点。用来复丹、霹雳散等乃灵，再用附子理中，便善其后。

答问疬科全书之枧砂

枧砂用杂柴烧灰，泡水制炼而成。此是原质，性类疏打，而消蚀力更大。观于枧砂泡水，沾手皮皱①。五月裹粽米，沾水即穿透软化，洗衣擦物立干净，便知。上海虹口广东杂货店俱有，惟溪黄药店未有。或谓即系藤黄，则未能断实矣。又蓬沙谓即硼砂云。

按：枧砂一药，前曾由社友俞鉴泉君登报征求指教，得复答者，多谓系碱子，即洗衣服等所用者是。俞君鉴泉，有函告原委如右云云，嘱再登报，以告同道。因稿失，违命已久，今得刘君惠教，亟补录之。

镇白

---

① 皱：原本作"绉"。

答新本草伸筋藤之性用

苏粤药肆均备。在广东乃芒草之一种，附于斜坡，或石上，叶嫩，蓬①松如筋。行瘀清火舒筋，向入跌打药。眼痛，拌黄糖捣贴眼胞用之。近日取其清通，乃渐加入通经舒筋，祛风散湿，生新去瘀之剂。宽筋藤乃王不留行藤根，切之成片，味甘性温，亦是行气逐瘀，祛风去湿，通穿经络妙药，内外科俱用之。

答胡天宗君问解救雷公藤臭虫药毒

广东亦有此藤。闻以生羊血或生鸡血灌治，但未亲验。若杀臭虫药粉，不止一除虫菊，且各家配制不同，可于就地交化学家化分，自然能求其所制，而神其功效。忆敝园竹林生一菌，大如盘，白如雪，花匠工人醵资②烩鸡，其味甚鲜。食后，八人俱仆地不醒，后以挖开黄泥穴，冲入井水，木棍搅百遍，即地浆水，强灌下，吐出毒菌，八人俱获生还。毒物入胃，如融化入血，即不得了。地浆止其发酵，能包裹原物而或吐或泻之。此节经大儿伯材多询西医，亦极赞以生羊血热饮，或地浆水救雷公藤毒。即救误食治臭虫药，亦可通用。尤妙者，用青矾末五钱，以不冷不热

---

① 蓬：原本作"篷"。
② 醵资：筹集资金；凑钱。

之温开水灌，使其吐出。但总要快，若迟则毒物在胃融化，便由血管吸收，断不能治。

述火秧勒叶与胆之近效

火秧勒叶，治时疫吐泻，打碎三四片，加盐三五粒，干锅炒热，加水盖密一煮，服之甚妙。其胆须千百年老树心，方结实如沉香，色黑，有微带白者。味苦，气辛，性温行，又不大热。苦能降，辛温能行，故治时疫，及一切外邪食滞，气血滞，胸腹诸痛。大小儿前月酒后作吐，腹胀胸痛，气逆上冲，甚苦。治以藿香正气散，照吴鞠通法加减，不应。治以火秧勒胆末五分，开水下，效甚。十香丸亦未之及也。此药琼州出产，余友广东军官周励锋，曾送六枝，长者四寸，短者寸余，形如削破烧炉檀香，色纯似沉香。但生平凡得奇药，俱不爱惜，随便送人，幸留一短约一寸者，即治愈长子元梓之病。台湾既有，他日当向福州找之。

实述韭叶芸香草之功能
（乙丑六月初四日记）

前五日，女工人阮氏，年三十六，病身疲软，头晕难举，壮热胸痞，无汗恶风，痰嗽，舌黄白，脉左濡，右浮洪，其为暑风挟湿也明矣。先取鲜藿香叶五斤，加盐七粒，泡水饮。方用厚朴、扁豆花各三钱，香薷钱半，此系三物香薷饮。加鲜莲叶边、佩兰叶、栝①蒌、法夏各三钱，北杏、西瓜翠衣各钱半，枳壳一钱，薄荷六分。服下微汗，热略退，胸开，仍头晕嗽渴。二三日，略改前方，无甚大效。人疑为发毛疔，余曰：脉仅右寸关洪大，不作呕，不背强，且舌色黄白相兼，邪仍狂卫分，肺胃主之也。忽记起藏有韭叶芸香草，酌前方，加入二钱，又布包滑石、鲜芦根、知母各三钱，服下汗较前多，即头轻，能起坐。今日减芸香草，用一钱半，病去大半。本年病暑者多挟湿，此草芳通，能透经络，上疏暑风，下消湿积也。

又说明其性用

韭叶芸香草，出云南永北县，哑泉地方。性无毒，味苦辛辣香甜，专治鼠疫瘴气，不服水土，伤寒感风，湿温暑热，五积六聚，乍寒乍热，气血痰食，积滞痞块，宿水停胸，及发痧等病，转运中枢，而又邪从汗解也。

述臭茉莉根历有实功

此树，小者高二三尺，大者高至丈余。叶如向日葵，顶结穗花，如玉绣球。色有桃红者，有水红者，花有闷气，故俗名臭屎。气辛味甘，通经络，逐风湿，通瘀痹，定惊风，壮筋骨，生新血。初入跌打药，渐入肢节腹背痛药，佳品也。

余年四十外，有友由美国带回一水电筒，言能治百病，壮以电力，转弱为强。筒约长一尺，两端俱有两带，带端

---

① 栝：原本作"括"。

各有环扣。法用水一大桶，浸电筒约半时，如手足瘴痛者，即各以两带扣手足，上下痛，亦以扣手足分之。每日三次，每次扣二小时。友谓治效不知凡几，劝余试用。时余实丝毫无病也，惟闻转弱为强，岂不钦羡？仅每晚一次，扣两手足一小时。友谓至少扣四星期，效极。余扣至两星期，两足忽软，再扣三晚，竟痿废不能行。遂辍扣，问之友，莫名其故。自药，及求教诸同道大西医，亦无效。荏苒三月，无辜病废，愤闷甚而终无从发其郁气也。园丁黄宽告余曰：园东有臭屎茉莉根，最善治此，盍①试之？余曰：闻之久矣。其往取来。先十日，每用鲜根四两煮水，小鸡一只，宰后放盆中，勿近地，勿沾水，去皮毛嘴角，全体淡酒洗净，即以鸡炖药水，由三钵炖至一大钵，时取饮之。十日后，即用树根之九蒸九晒者。约四十日，始能强立，七十日能行，百余日则健步如初矣。后以告人，服者多效。花子落地，次年繁苗，气盛可知。根以大佳，嗣后嘱园丁，年冬尽去其干，春生则根大。小者连干上，可取五六寸，大者可取干上尺余，连根斩片，可以久储。今此园此树，恐践为将军试马之场矣。但上海一带，多有此，而不如粤产良。上海广东街山草店、虹江路德安堂长备，价不甚贵。性味甘平，人人可饮，鸡肉亦随便可食。今因老友关掞生翁，函言手足瘴痛，记及而告之也。

周小翁问此药是否即《本草纲目》之臭梧桐，实不同也。

---

① 盍：何不。

述蛇胆酒之功用①

前复函谅到矣。余病后，此次复元极迟，身重足软。最苦者，是肩背腰脊酸痛，夜尤甚。因自虑精神，已经太弱也。适廿二晚，友人雪松杨君召饮。在广东街安乐园，有烩三蛇，因点一碗，价二元，并取蛇胆酒一小杯，大洋五角。似身痛略减，念三四五晚，又去自食自饮，痛又减。今虽弱极，病后已开酒戒，而痛颇止一半矣。三蛇之名，一过树容，走头部；一金角带，走中部；一乌肉白颈桠，走下部。此物甘温，专壮筋骨，通经络，去风湿。卖蛇人可以代宰，善烹者并无有毒。防有毒，以其毒汁在牙，先去其牙，并留其三个头煅灰，冲酒一饮立解，不用忧虑，百试不爽也。余初亦欲自宰三五盒（三条为一盒），每盒大者约八九元至十余元，中者五六七元。小大儿出外洋久，不惯见此，力为所阻，今无意而得此效。但蛇富有电力，全在胆汁。三个胆，一黄色，一黑色，一绿色，始系真胆，可开酒一茶杯。不饮胆而但食肉，则力大减。今与土桑寄生等间服，或有复元之日耳。凡蜜皆甜，而莲蜜独苦。凡胆皆苦，而蛇胆独甜。入胆酒作湛绿色，味甘而仅带微苦，可辨。用胆制药，随时可用。宰食宜于冬至，立春后勿食也。人有异禀，地有异产，南方属火，天气炎蒸，如麻鹰之治头风，豹狸之治虚疟，毛鸡之治产后虚风，雷州鸡爪、雁鹅之治关节痛风，产粤东者，浸酒奇效，惟蛇亦然，他

---

① 原本正文标题为"述蛇胆酒之有用"，据目录改。

地所产，则其为效也亦仅矣。此外，白花鱼胶之补精，沙骘鸟之补胃，虾蟆姜汁酒灼过，入饭同煮，能扶气健脾，家猫、野猫、黄麻黑色者，有益于花柳瘰疬虚症，粤人皆验其有实力也。

因酒致病函告裘君吉生

前避乱寓愚园路，食滞冒寒致病。十七日回东虹江路，洋界比原居稳，廿六已回故居矣。余向嗜酒，下酒必烧炒物，至四十岁后，中国酒滞甚，改白兰地。积久每易致患，五十后连去今年，共病五大场，而以在广第二场病为最重。病发，必吐逆不止，大便不通，胸腹胀满，肩背腰脊如刀割，腿足拘挛，其苦可想。历年西医，验谓无内外痔，均实断为大肠过受刺激破裂。奈彼屡治无效，何自治？必先用器灌水入大肠，引下积粪，仍续下血胶。每一二月，用药须一安胃扶中，一止血，一仍顺导大肠。虽渐次复元，而辛苦已经饱受，今知悔矣。此时小愈，方能与君笔谈，尚要休养逾月。《内经》谓有胃寒肠热，胆寒肝热，学西医而自高者，曾闻其有此细论乎？其验病即有法，治法又何无法，迫得我行我法，此事颇难解，岂中西强弱习惯之有不同耶？

述气痧治法

前在北京，治王君念恒危病，已见赠序。余到申，他又耳下生病，时肿时塌，大肿则痛甚，舌干白，脉弦滑，延绵数月。外科窠诈，西医要割。王甚恐，函来，勉为开一解肝郁痰凝方，即逍遥散，北柴胡二钱半，白芍、云苓各二钱，甘草八分，薄荷后下六分，去归术，加夏枯草三钱，皂角刺六钱（此药重用则内消），蒲公英二钱，浙贝母二钱，郁金钱半，生牡蛎五钱。王回信言，药服过十六剂。并子龙丸三钱，犀黄丸约二两，小金丹十余丸，俱遵前嘱。至云，福建找药，不是枧砂，乃鲜马兜铃根五六斤付京。嘱每用六两，水熬瘦猪肉四两，饮其汤，其根连猪肉捣烂，分次敷贴。每日根与别药，分时兼用。最后肃清，则用元参、浙贝母、生牡蛎，熬猴枣、蒲公英为小丸也。此根消痰解毒，内服外贴，可消、可治破溃。向知王君生性硬直，见时局必多不平，况生病正在兼充众议院秘书时，更必生气，故治其气郁，不徒为所生部位计也。

　　先兄悦岩，从江西邱子山先生，学得红升白降二丹，虽经商不常治病，而每治能分种种病原病名，闻最重系夹喉疬云。临用取一小饭粒，黏降丹约半粒饭，随便取一膏药，放饭在中心，对正疬之至宝处贴之。约七日，自开一针眼小口，虽核大如龙眼核者，拔出在膏中。即减降丹至少少，拔其余毒，再以红升收功。病多者取一处，再取别处。惟必要由喉旁取开去，勿由开处赶近喉旁。其用药相其病阴阳、半阴阳，丸汤择用，不外取诸外科全生，及疬科全书，人多印送者，见其用丹屡效，并无泄人元气之虞。又红升白降丹，邱子山先生先传诸先兄悦岩，再传诸堂弟尚藻。堂弟素擅外科，从前到沪，曾治愈宁波帮沈君静轩背痈，广帮梁君绮山臀痈，及其族弟颈疬，陈姓小孩牙痈等大症。皆肿大如拳如盘，臭烂不堪，溃脓长流不止。且俱经西医剖割手术，数月之久，百计俱穷，甘愿卸手辞却者，应手计日而愈，不可殚陈。大概伤科疡科，红升丹止血极灵，白降丹有砒霜，力猛而痛，不用砒用盐，则开口、拔脓、生肌、收口皆良。固余身亲见，人存可问者，天下实乃成事，滕其口说，不能掩明眼人、过来人之目也。若徐洄溪所谓以丹收口，必有流弊，乃毒未清而强收其口耳。又有谓炼丹须忌吉凶事、鸡犬等，似近迷信。又以石膏搀配，作九一二八丹，俱属无谓。至有漏管腐溃，以白鹤骨煨研吹贴，腐骨自出，鹤胫骨尤良。夫岂二丹遂尽外科之能事乎？谓善用之，二丹有此有此功力耳。

述平常病误治立即倾危

（上略）甲子十月，初八夜三句钟，世好唐君伯莹①，系翘卿叔之第七子，年约五十，素来不时作咳口干，月初又咳。有自称中西医某诊治，用沙参、玉竹、云苓、山药，俱果子药，不知平常人无外感，服十担亦无功无过者。初八下午，唐尚出外，与散友卓镜澄、莫玉珊诸君，在俱乐部畅谈。晚餐以后，痰加多，该医用吐法去痰，一服即上下（喉中、大便）俱涌血，人事昏沉，舌卷囊缩。深夜请诊，脉已微散断续，势不可为。唐素气虚肝燥，宜养肺、宜胃、平肝，有外感轻疏之，有食滞轻消之，方为正治，一提即气逆肝动，动甚则脱。当民国十一年夏，伯莹夫人丧一孙，长月悲泣，入夏外受暑风，是新旧内外并病，焦

---

① 莹：原本作"莝"，据下文改。

124　　　　　　　　　　　　　　　　遇安斋证治丛录

迫如焚。中西药杂投，气喘如喷筒。数人扶掖，移诸正寝，敛服具备。卓镜翁与伯莹，中表也，急借余往。诊毕，伯莹乃谦信安大茶庄小老板，谓余曰：药苟可救，当尽力取用。余用神犀丹加减，改作汤剂，助以宣降。蔡同德药值，每剂值二三十元，三日用六剂。继用小承气，通其大便，半月后乃安。现余病后神思极疲，须俟病愈，拟择著些少医案，补成前著，此症似可列入。今伯莹①并非卒病生变，而剧变乃至如斯，未免可惜。

又忆前寓京师，世好湖南长沙魏君先根，官法曹，其夫人与张夫人、刘夫人，为闺中挚友。张夫人得一发烧作咳，恶风口渴病，有著名老中医请惯者，遵东垣法，用葛根羌独等。下午病，半夜即喘绝而亡。魏夫人次日问我，他医谓张系冬温，究竟药非砒鸩，何以奇变若此？余曰：此事叶天士、王士雄诸前贤知之，请魏君看叶、王书便悉。

刘夫人系广西举人，众议院议员刘思桂之妻，年四十外，丧子悲郁。夫新宠一妓，怒郁交攻，腹渐满胀，气剧喘，两颊时肿时消，身亦肿，寒热交作，食寸匕不纳，愈病愈倾危。北京西大医则攻，中大医皆补，毫无见效。魏荐余往，用平肝通气降逆法，彼好补，足辩论逾一小时，断以药效，乃肯试服。足治了四月余乃愈，听戏打牌，怡然自若。其窍妙不尽在药，在一面用药，一面劝解，日日引喻，生公说法，顽石点头，药乃有用。故有人谓二阳之病发心脾，有不得隐曲，系女子思男，愿遂即解。观于此，何尝无因忧愤而不得隐曲者耶？医道之难言如此矣。

---

① 莹：原本作"荣"，今改。

医药异闻

　　江苏张君剑青，日本法学士，在上海当律师，寓逖思威路昆明里，与余子元梓，比邻交好也。前日邀余诊如夫人病，见其行动如常，微烧作渴，脉症只似感热，特神思恍惚，言语无伦，可疑。继请余友西医许允君诊察，所言同。张君则谓其刚由苏州母家回，即长呼：母死矣！夫死矣！我不死何为？当有别故。余曰：《脉诀》崇脉乍大乍小，乍数乍迟。今无此象，姑立一清热安神方而别。

　　昨早，张君托人来述，夜向晨，病者持利剪刀，猛刺喉间五穴，血流被体，迫送日本医院，欲商何法驱邪。余曰：有女仙大公主，附身一少女，迄今数十年，历闻治此有神术，现在崇明路直去，三元宫斜对巷，盍祷诸？往祷，大公主谓有二男鬼纠缠，可禳解①。从之。

　　午间禳毕，病者在院立愈。自言由苏州上火车，见有二男子追随，到家，同入门，日夜向耳边絮语，谓母死夫亡，汝不死亦复有何意味，教以剪刀刺喉。午后便无再见闻，心神清爽。但商及出院，必要另赁一屋，方敢出，剪伤醒后反知痛甚云。

　　张君喜曰：我非未受科学教育，溺迷信者。惟牵一发而人知痛，岂有近喉洞穿五巨穴，溅血淋漓阅四五小时，入院始止者，而浑然不觉？况神经病，应需久养，任令何国大医，欲收效俄顷之间，世界上决无斯神药，不得不疑

---

　　① 禳解：向鬼神祈祷消除灾殃。

所闻而信所见矣。

余因忆少时，探亲在澳门卖草地洋房，后有余地，杂植花木，厕所更后焉。一日，时正申，天甚亮，欲如厕，刚出廊，见一人从对面来，中等身材，面紫腮阔，上穿旧薯莨布对襟衫，下穿旧蓝布裤，无冠履，类工作人。迫近约三尺，其人倒退，面对面退经二十余丈地，到厕门乃没。当时昏惘，不一月即重病几危。

前约四十年，在福州，十五弟妇来归，次晚忽昏倒，旋起坐，历有所言。乃余祖父母、父与嫡母、四庶母降神，言家事悉符，后事亦验。父谓赴任江西广信府城隍，路过巡视。言皆用粤语，并各肖乡音，然除是晚外，弟妇今未能作一句粤语也。

前约三十年，胞侄新娶侄妇徐氏，余同母兄悦岩，亦由闽回广，亡嫂郑氏，降神于侄妇女佣，对吾兄力诉前情，恻恻为之恸①哭。尤奇者，谓昨半夜回，到书厅，在旁闻余兄弟款语，缕述无讹。女佣醒，人告之，愧而走。此皆群人共见，实事也。《诗》曰："相在尔室，尚不愧于屋漏。"② 又曰："上帝临女，无贰尔心。"③ 人顾可作歪心事，以人不知鬼不觉自欺耶？

余因张宅等事，天下无奇不有，又忆第四女，适香港曾兆荣翁家为媳。翁在九龙、蒲江村建有大洋楼，前列亭池，后多沮泽，填为鸡楼豚栅，以供伏腊春秋，祀神家宴。前六年除夕，宰一大母猪，大肠有动物，小如瓜子的，连

---

① 恸：原本作"动"。
② 参见《诗·大雅·抑》。
③ 参见《诗·大雅·大明》。

串七枚，形纯是鳖，初犹蠕动，旋即石硬，铁锤不破。一老医谓是猪鳖，煨服，治癥瘕臌胀良。地近溪田，水族类多遗卵，猪吞食，产鳖不奇，奇在形纤细，始蠕动，旋石硬耳。

又余父在澳门买一大洋房，后园前院，右西临大礼拜堂，名风顺庙。余年十九，重病初愈，午后三句半钟，出院散步。忽见一巨物，露半身，蟠庙顶而上骧，继现全身，似放纸鸢之大蜈蚣，蜷折蜿蜒，向南游戏，由南转东，伸直过余院门墙上，低仅距墙约一丈，长约五丈有奇。原来无尾无头，一个个重叠串成，形圆厚如钱，每个有顶大圆柏面大，厚约三寸许，彼此相离，亦约三寸许，能摆动，又能不脱，中间若有一线穿连，又不闻撞击声。色白晶莹。顿宕徘翔者久之。复高起向东，由东转北，已见似小圆柏面大。时夕阳斜照，水银光耀目，有似持玻璃镜，对日光射人，不能凝视。渐高渐北，仅剩末梢，复如纸鸢，尾垂于云表，每个细如瓷碗，倏入穹霄。说者多谓是藏窖银飞。夫钱曰青蚨，又名白水，飞腾流转，见于名人文集记录殊多。但近人所见者，都是遥望远翔，从空议拟，向无若是大而低降真切者。当最低时，假令以枪炮射击，当坠，以竹竿敲打，当有声。惜初见有花匠李贤，在旁浇花，呼之同见，长嫂杨氏，闻呼亦见，及喧呼趋集。虽举家无人不见，而惊奇眩瞀①，皆痴若木鸡，竟不知所为矣。噫，此何物耶？然则余亲家欧阳可贤翁，言少时，曾于中天皓月，万里无云，见月下悬一大花灯，九华金碧，缨络四垂，良久乃隐，敢谓必无耶？

---

① 瞀：目眩。

余友关揆生翁，年弱冠，授徒教读，屋颇旧，屋外有余地。一日早饭时，生徒尽归，书僮亦赴肆购物，欲小遗，甫出门槛，屋即倒塌，倘迟一步则危矣。时屋后人家，方营大宅，板棚高搭，登工匠二十多人。忽见书屋顶现一白须老人，如剧场所谓星官者，手执旗，揆翁刚出，旗一挥，屋立塌，老人冉冉上升。此非揆翁自言，固众工匠共见宣①传者，此又何理耶？

今科学大昌，之数者，余皆未明其理由作用，请教中西人士，仍未有的解，想灵学家、博物家，当有以教之。

述医药之所见

今已拟一柳君《证治广论》，大意先述《内经》《金匮》，次述诸贤医法，再专向柳君一症，详列症治，推及善后修养之方，又推及虚劳病治。窃思历承谆劝，始再作文，爱教之，诚通于金石。曾几何时，拙著《中西医术续论》，已见诸某省横缔中医，谓中药制为药水，六淫病法取轻疏者，屡用无效，似再要改良。而微闻粹华制药公司折本，并非自喜，真不幸而言中，大可悲也。又昨《申报》有论物质文明与精神文明，两难偏废者，与拙著《中西医术正续论》，其意旨论调，大略相同。可见哲理与术用，有相成，无偏废，理合者自然声应耳。

再有述者，忆年约三十，到闽省亲，浙帮杉行大商，俞鸿宾翁如夫人杏元，咳血三年，中西各大医，疗治未愈，

---

① 宣：原本作"喧"。

经余约四阅月治痊。一套工夫，迎机善导，而方则只寥寥数方，出入加减。时人所谓苏派，惟用药颇细，又设法以饮食助之。此后治男女虚劳，肝强脾弱，肺燥肾亏者，见效不知凡几。诗人谓：看似寻常实奇特，成如容易却艰辛。① 解人自知非妄。凡治病有效，苏派粤派何害于人？不效，虽胡天胡帝，口若悬河，何补于世？此中用饮食补助，亦甚要紧，《内经》不云"五谷为养，五果为助，五畜为益，五菜为充"乎？另有一段，久经见效之柔术运工，男女可习，受教过殷，所以不避荆山炫玉之嫌，颇有野人献芹之意也。

桑寄生 味苦平，主腰痛（得桑之气亦能助筋骨也），小儿背强（驱脊间风），痈肿（和血脉），安胎（胎亦寄母腹者也），充肌肤，坚发齿，长须眉（养皮毛之血）。其实主明目（桑性驱风，肝为风脏而开窍于目，风去则目明也），轻身通神（寄生乃感风露之气所生，故服之而有清虚之感应）。

寄生生不着土，资天气而不资地气，故能滋养血脉于空虚之地，而取效更神。以上皆徐洄溪注语也。张隐庵谓肌肤者肉之余，发与须眉者血之余，胎者，身之余。以余气寄生之物，治余气之同病，同类相感如此云。

余按：桑寄生，并非桑生小树，乃系鸟衔榕树子，遗于别树桠杈间，萌芽自生，根条缠纽，叶仍似榕，惟寄生桑树者，乃有补益力耳。气极盛，故能内通筋骨，外达皮肤，补血脉，祛风湿。凡通经活络，痈肿跌打，女子胎前

---

① 出自宋代王安石《题张司业诗》，原文为"看似寻常最奇崛，成如容易却艰辛。"

产后皆用之。惟用广西梧州所产，性近寒，太利小水。产广东省花埭者良，香山小榄乡者更良，最有补力。亦有用人工移寄者，须到园亲遣人上树斩取，方得真鸟衔寄生。入补药，切片酒洒，饭上九蒸九晒，可入瓮久贮，仍须时出晒之。余尝病后，短发脱十多处，光圆如钱，中西医多服多擦，无效。后以小榄乡桑寄生，每日五钱，生晒圆眼肉六枚，广皮一小块，煎水代茶，药渣可再煎一次。宜补气，加高丽参二钱，北箭芪三钱。宜补阴，加杜仲三钱，黑小豆一杯，制首乌四钱。饮至四阅月，发渐生。六阅月，茸密如旧。因信其补益之力，生血之功，非梧州者所能及也。梧州产，叶长薄，棕黑色。广东产，叶圆厚，棕青色，可辨。寄他树者，有害无益。惟寄桂树者，治吐咳诸血。寄大红花树者，更难得。寄椂柚树者，能起痘疮。寄水松树者，止尿血。以之煎送煆研发皮，更见功，他树勿滥用也。

络石藤 苦温，主治风热死肌，口干舌焦，痈肿不消，喉舌肿闭，水浆不入（以上《本经》）。治大惊入腹，除邪气，养胃，主腰髋痛，坚筋，利关节，久服轻身（以上《别录》）。主一切风，发白宜老（以上《藏器》）。治蝮蛇疮毒心闷，服汁并洗（以上苏恭）。且古方有治浊者，详载《本草纲目》。

按：藤，生于园林石坡间，蔓藤交纽，连络蒙茸，中有黑条，如棕树衣拆散之形。纵横穿贯，叶甚厚，色深绿，行圆长，细仅桑寄生三分之一。与寄生，皆繁盛而最易生者，气盛亦可知也。善通经络，清血燥，治风温，功用近于桑寄生，而用处更多。疏达清舒，或通或养，皆宜用此，而补益则不及广东桑寄生矣。

安石榴 气味甘酸温，无毒，主治咽喉燥渴。

酸石榴 温涩，主治赤白痢腹痛，连子捣汁，顿服一枚，止泻痢崩中带下。皮涩濇，根治足肿，胎气上冲（葡萄根藤亦有此功效，野生者尤佳），治泻痢脱肛，下蛔虫，止崩中带下。

千叶榴花 治心热吐血，又敷金疮出血，煅研细末贮旧，吹鼻止衄血，大有奇功。

按：余年三十外到闽，三庶慈张恭人，素嗜醇酒燔炙，吐血两年，医未愈而病已危，怠倦困卧。诊之脉沉涩，舌干黑，知为误补留瘀。用药导其吐出，蓝黑色，始转顺降药，继以清养，兼多嘱嚼鲜石榴肉，吐渣吞汁，体日以安。血症到可以止涩时候，即可半化半止时候，皆可用。性虽涩，肉则润，不论甘酸，未见有王士雄、陈修园所说之流弊也。此次到沪，陈蕙秋兄闲谈中，说及许苓西翁之令郎，吐血久，医谓不治，有人教多嚼鲜石榴肉汁，只此一物便愈。蕙兄一侄女衄血，一侄妇血崩，粤督胡公湘霖之侄小姐咳血，皆以此单方治痊，说与余同，益见非一人之偏见矣。

榴皮治痢，须用在久痢肠滑时候，若察其实系有积滞①，可以鸦胆子七粒，以药胶片包吞，洗蟠曲肠中之污垢。故痢久亦须察其攻消太过者，其胃有积者，必先消涤其积滞也。如治协热下利，仲景有白头翁汤，而脉必见左关弦大，是胃肠病而兼肝胆热，不太后重者，方可用。此药与茅苢，《本草求真》皆列入解毒门。余则验其虽不兼连蘖秦皮，用入别药中，亦有升涩之性，不可不知。至马鞭

---

① 滞：原本作"带"，今改。

草，味苦微寒，破血通经，杀虫消胀，治气血癥瘕，痈疮阴肿，捣涂。凡痢症由积滞郁湿，须看是否兼风寒暑热。若患是热痢，取鲜马鞭草，连根一大握，加红枣约七八粒，并服，殊效。干者参入别药，亦效也。

荠苨 寒利肺，甘解毒，似桔梗而味不苦。和中止嗽，治消渴强中，痈肿疔毒。此药与沙参，解说多混。但南沙参色白中通，北沙参细而红实，皆润肺降血，故外感病与二冬、玉竹一派，误用皆致留邪。若荠苨，条更壮大，色白如葛根，中通有纽纹。与南北沙参，厘然分别。善解肺毒，性带升疏，治闷欬由风燥，阴虚而燥。倘系肺痈肺痿、肺经结核，助以射干、硼砂少许，皆宜，并未有留邪之弊。粤沪广帮药店，皆称之为甜桔梗，取看即知其形色与沙参之不同。此类皆余批于《本草求真》而今尚能记忆者也。

跌打散瘀消肿药酒方

土鳖一钱　自然铜一钱　乳香一钱　马胎钱半　商陆一钱　骨碎补一钱　月石一钱　甘草四分　牛膝一钱　川木瓜一钱　防风钱半　五加皮一钱　淮生地三钱　当归一两

上药入瓦埕①，浸酒五斤，浸三阅月。凡跌打重伤，断筋折骨，痛极昏晕，或醒后痛甚，一面外敷止血散，请人整正筋骨，敷药外，及挫伤瘀痛一切，宜每日二三次，温饮此酒一小杯。（商陆忌入煎剂，浸酒或为散，无一碍也。）

外敷续筋接骨吊瘀方

明乳香二钱　荆三棱三钱　青皮三钱　羌活二钱　刘寄奴二钱　归尾二钱　春砂花二钱　泽兰二钱　红花二钱

_____

① 埕：坛子。

川乌三钱　土鳖一钱　血竭①二钱　桔梗二钱　自然铜钱半
苍术二钱　赤芍二钱　续断二钱　莪术三钱　桂枝三钱
独活二钱

　　共为细末，加打烂葱头十个，老姜一斤，酒煮面粉包
敷，治一切伤痛肿胀。如筋断骨折骨碎，必先安正，且将
柴架起所伤手足，使其端正，敷药，并以软树皮夹实扎②
之，二日一换药。快则三十日，迟则四五十日，可以完好。
若伤颈胁各处筋骨，亦先整正，然后敷药。上药一料，先
以酒煮一半，力擦伤处，再以酒加姜葱面粉煮一半，煮如
稀糊敷上，乃夹扎之。每日共一料，半擦半敷也。将愈，
务宜多炖食鹿筋、猪筋、鳖鱼、鱼肚之类，填补精髓之
空虚。

　　余友卓镜澄翁，痈盘盈背，将愈，胃强无外感，医者
嘱食过猪蹄七八十只，极好云。又镜翁言，屡见小孩痘疮
倒塌，医者用冬菰③二斤煮水，水三大碗，煎至一小碗，服
之痘疮立起，亦是一好单方云。三小儿元枕九岁时，从高
城坠下，左胫骨折，治愈而每遇天时变动，胫上所留一大
黑瘢，必作痛，不良于行。后遇戏班人，谓是留瘀，传授
上列二方，照用即愈。现往美国留学，复信言并无复发。
广东演戏艺员，多习技击术，善治跌打也。梁公章钜《归
田琐记》载有止血补伤方，《验方新编》收入，名为玉真
散，皆效甚而药价贱。豫制送人，所费无多，未始不于人
有益耳。

---

①　血竭：原本作"血结"。
②　扎：原本作"札"。
③　菰：同"菇"。

遇安斋证治丛录医案门

妇科产后风痰喘绝治案

病者　族婶张氏，年二十，住广东香山县。

病名　产后风痰喘症。

原因　张氏产后旬余，洗澡，感风发热，痰咳头痛。

症候　病延两月，经医十余，方剂始则多用生化汤加风药，次则以四物加柴胡、藁本，再则四君加北芪、升麻，及用苓桂术甘汤，加沉香、附子。下午至夜半，则大喘神昏。以敛服陈诸地上。余至时，已微气断续将绝矣。

诊断　余就地诊其两手，脉已不至，徘徊不忍弃者久之。

疗治　告族叔世盛曰：婶病如属虚寒，望色当黯白，今唇面及指甲俱作深紫色，而色极沉滞，是风热病为痼补所误，气闭血亦闭也。《张心在医说》谓鼻息出入，未始不至于口，而专在口则喘。天气通于鼻，一呼一吸，吐故纳新，果顺其常，则出心肺，入肝肾，脾居中转运，何喘之有？此病初起，用杏苏煎等轻剂，产后则以苏梗易苏叶。前贤庐不远，自拟数方，专以苏梗为主，俱以调气顺气立名。陆九芝封翁，谓感风作咳，最宜苏梗、前胡等药。苟用此，何至病危？即洗浴、冒雨、度水，兼受寒气，亦只宜入开水泡透麻黄五六分至七八分，宁不见效？乃医者腻补壅痰，燥伤津液，脾滞则胃呆，梗塞于中，使气但能上出，不能下入，不喘何待？《逆调论》岐伯谓："阳明者胃脉也，胃者六府之海，其气亦下行。阳明逆不得从其道，故不得卧。"卧则喘。是胃不和便可致喘，况加重重闭塞乎？速拟仿旋覆代赭石汤，聊希万一，何如？叔长揖以谢。

处方　方用布包旋覆花八钱，咸降以软坚，半夏二钱以定逆，去人参、姜、枣之甘，加苏梗四钱，前胡四钱以利气。又恐病太危，石药之重，不能化也，易以苦降，以研细土牛黄一钱，分次开药水，撬开牙关，逐少灌之。

下午再诊，则病者清醒，归诸房矣。但需四人挟掖正坐，苟前后左右，稍有倾侧，即气喘如喷筒。脉浮促，舌瘀红。余曰：此肺胀也，药误而上中之气壅塞。余先嫂朱氏，闻死于是，未可恃也，宜筹治药之药以治之。仲景治咳而上气，喉中如水鸡声，主以射干麻黄汤，是治肺胀。喻嘉言治黄咫旭乃室，膈气危病，变旋覆代赭成法。喻治虚，余治实，故须加减，亦师其意而不泥其方。今脉现浮数而促，目肿，肩抬胸满，与肺胀符，故此方亦须参酌。方用射干三钱，麻黄开水泡透一钱，紫苑、半夏各二钱，去细辛、五味子、款冬花、姜、枣，加皂角仁、苦葶苈各二钱，木通二钱，以开降之。服一帖，气稍平。二帖麻黄减作六分，气定能卧，脉浮数而不促。余曰：得之矣，缓治当无意外矣。

后方用鲜地骨皮，此药即新采枸杞根，甘凉益阴，兼利水而又能清燥，但须在外感将退时耳。桑白皮、苏梗、前胡、紫苑、甜葶苈各二钱，蛤粉四钱，竹沥一杯，鲜杷叶二片，大腹皮绒、瓜蒌仁、云苓各三钱，明矾末拌炒橘红一钱，戈制半夏曲二钱，出入加减。继以西洋参一钱，五味子三分，麦门冬八分，女贞子、丹参、生牡蛎、川贝母、淮山药、建兰叶、络石藤各三钱等清养，约阅一月而安。

结果　现所生之子，娶媳生孙，含饴绕膝，婶氏年近六十，未太衰老也。此实症与产后去血太多，元气无所依恋而喘者，霄壤相悬。是知先议病，后用药，殊重要矣。

风温顺传胃腑案

欧阳可经姻兄之母刘氏，年六十外，住广东香山县。

欧阳太姻母，气体素强，春末偶感风热，喉痒作嗽，适值喜筵，饮食肥腻，遂胸臆作痛。医者或柴葛查朴，或补中益气，或四物芩连。后医自谓叶、王正派，投以元参、沙参等润药。病至昏瞀，直书宜速办后事，聊尽仁人孝子无已之心。姻兄惶急求治，辞不获已，乃往。

病者僵卧于床，诊之，脉果不至，然察其色沉滞，唇裂，强开其口，仅见舌尖，枯燥深黄，呼吸俱粗，偶作嗽声如在瓮中。问其二便，小水仅通，不更衣者，过二十日。余曰：此风温兼食滞，顺传胃腑，胃家实也。叶氏固谓温热有伏邪，由内而出，有时邪，由肺而受。外受者传心包[①]为逆，传阳明为顺，而热入阳明者为独多。阳明者，两阳

---

① 包：原本作"胞"。

合明。温热之邪，易与阳明之热相搏，其人必恶热，不恶寒。热邪已传入里，勉筹救治，惟大承气汤，先通胃腑，胃通庶有希望耳。方用厚朴三钱，炙枳实二钱，水三碗。先煎二物去滓，留水一半，内酒洗大黄四钱，煮至水一碗。去滓，内研细芒硝二钱，煎一二沸服。邹润安引柯氏之说，解释各承气汤，曰：《本经》首推大黄通血，再以《六微旨大论》"亢则害，承乃制"参之，则承气者，非血如何？夫气者血之帅，故血随气行，亦随气滞，气滞并波及于血。于是气以血为窟宅，血以气为御侮，遂连衡宿食，蒸煸津液，悉化为火。此时惟大黄能直捣其巢，倾其穴，气之结于血者散，则枳朴遂能效其通气之职，此大黄所以为承气也。服之，果大便得下。次日再诊，起坐于床，脉现浮数有力，舌苔①略润。余曰：下后津液得存，脉症如此，邪宜外解，上求诸疏达肺气，其可乎？

方用苏梗、前胡、甜桔梗各二钱，面炒枳壳钱半，甘草六分，莱菔子二钱半，另加芒果核二枚。此即参苏饮去参、陈、苓、夏、干葛、木香，加莱菔子、芒果核疏达兼以清消也。三日后，脉转长大，作渴有汗，以竹茹二钱，鲜杷叶三片，建兰叶三钱，紫背天葵钱半，丝瓜络、谷芽、郁金各二钱，知母四钱等，渐入生石膏，由四钱至两许。约半月后，竟不用补而痊。

可经姻兄，方建筑大厦，少缀园林，拟奉萱堂②，迁居颐养。未落成而太姻母病危，情尤惶急。迨病痊迁入，安处至二十年，已度八十余岁矣。

---

① 苔：原本作"胎"。
② 萱堂：指母亲。

儿科疳积腹胀案

王君滔乃郎，年八岁，住广东香山县。

病者疳积便结。案：疳字，孙一奎曰从甘，明其嗜贪甘肥，成积成虫，损伤脾胃，脾胃一虚，百病蜂起。古称五疳言五脏之疳也，此即成病之原因也。

病状初觉脘腹胀痛，微渴思饮，医者谓是脾疳，叠投消积利水药，遂大便秘结，乃用秦艽、枳壳、郁李仁，助入消积方中，不应。复用厚朴钱半，大黄由三钱至一两，芒硝由钱半至三钱。不但大便不通，且腹大如鼓，环儿而走，如豕负涂，力磨其腹。徐洄溪条列疳症：肝疳，一名筋疳，白膜遮睛，或泻血面瘦；心疳，面黄颊赤，身体壮热；脾疳，一名肥疳，体黄瘦削，皮肤干涩，而有疮疥，腹大嗜土；肾疳，一名骨疳，肢体瘦削，遍生疮疥，喜卧湿地；肺疳，一名气疳，喘嗽气促，口鼻生疮。若患潮热，当先补肝，后泻心，若妄以硝黄利之，若患癖当消磨，误以巴豆、硼砂下之，及伤寒误下，皆能成疳。杨倓子曰：疳之受病者，皆虚使然，热冷皆挟中虚，治热不可妄表过凉，治冷不可峻温骤补，治积不可霸峻取攻。余以《内经》推之，脾之积曰痞气。黄帝问曰：大积大聚，其可犯乎？岐伯曰：衰其大半而止，过则死矣。[1] 病者面色萎黄，舌色涎滑，脉濡细，右犹弱，用药如此狼戾[2]，岂非如治单腹胀

---

[1] 参见《黄帝内经·素问·六元正纪大论》。

[2] 狼戾：凶狠，暴戾。

者，愈攻愈大，医者不知攻伤中气，致成虚胀，反疑中有何物乎？此时呆补宜禁，惟提气活血，兼以行降，斯上下取而治中之法也。方用北芪一两，油归身二钱半，加杭芍三钱，砂仁一钱，升麻三分，亦不过补中益气汤加减。煎成，再以药水开黑丑末八分，服后大泻盈盘，腹消痛止。再用北芪五钱，归身一钱，加砂仁五分，云茯苓二钱，炙鸡内金二钱，厚朴一钱，以运中枢。数帖后，用补益资生丸，每日二次，每次研丸一钱，以开水泡广皮开服，半月后愈。

病者病愈长成，习中西文，早已出外经商，能事其业。由此观之，病本不重，误药可使重使死。为人司命者，学问阅历之外，临症务须虚衷小心，迎机应变。庶天良具在，无论能否救治，衾影无惭①耳。

惊气颤振案

吴太姻母，年六十六岁，住广东香山县。

因探访在亲属家，其家与一群人以事争斗，大惊猝仆，扶归遂病。

病至三阅月，手足颤掉，不能持物，食则令人代哺，口目张睒②，唇焦舌黄，抖擞之，状如线引傀儡。闻人微步，亦猝然而惊。中觉热而外反寒，神思昏愦。姐丈吴云初，以母病之群医莫愈也，求治于余。辞以年轻学浅，三

---

① 衾影无惭：意指行为光明，问心无愧。
② 睒：眨巴眼；眼睛很快地开闭。

到然后与之偕行。

察其病状，如上所述。诊其脉弦实，逼逼而强。曰：此症与戴人治新寨马叟一案，无一不同，乃肝热痰结。医者畏其年老，皆主补气血，镇神魂，如一丘之貉。太姻母禀原火体，惊则气乱，气动于肝，肝胆相连，胆受逼蒸，则汁涸而胆管闭塞。凡食物过胃，胆必泌汁，助其消化。消化难，则糟粕不灵于传送，所以大便不解者，至二十余天。津液被熬，凝结为痰，连衡盘踞，加以药皆痼补，痰激肝强，上冲其脑，脉动筋摇，故颤振至于如此。

余不畏其年老，畏其病久，先以镇火平肝清痰法，用摧肝丸钱半研细，竹沥水送下。第二三日，以当归芦荟丸，早晚每研细一钱，泡广皮水送下，俱不效。第四日，余曰：戴人治马叟，屡用吐下，但吐则伤气，宜调胃承气汤，大黄八钱，芒硝三钱，生甘草八分，使推荡药暂留中焦，加布包青黛钱半，肃清肝胆，药水开服甘遂末一钱，渐引使下行。余不愿伤其上焦，故取调胃承气，有硝、黄，无枳、朴也。服后下胶积满盘，身稍安定。

次用摧肝丸法，胆星钱半，酒炒黄连、滑石各二钱，青黛、僵蚕各一钱半，酒洗天麻八分，以铁华粉五钱先煎，入各药再煎，以煎药开辰砂末五分服。如此三帖，脉色病状，未能大减。再用调胃承气如上法，但不用牵牛末，服后大下胶痰，病去其小半矣。复照摧肝丸法，上方去铁华粉、黄连，加半夏钱半，蜜水炒广皮八分，茯神三钱，三日三帖。虽见效，而未能急进，仍照调胃承气上法，再下至第三次，病乃衰其过半，神气清明。

此时不宜再攻，改用《本事方》钩藤散：钩藤、法夏各二钱，麦冬钱半，茯苓五钱，生石膏五钱，参须、广皮、甘菊各一钱，甘草三分，去防风、生姜，加夏枯草三钱，冬桑叶四钱，旱莲草三钱，白梅花、枣仁、天竺黄各钱半，知母、桑葚各四钱。此类药约用二十帖，共治月余，而病廓清矣。

太姻母年高体强，孙曾众多，至去年癸亥冬乃终，寿近百岁。

阳虚汗脱案

张华衮，年三十余，住广东香山县。

素耽酒色，又常为人办理公事，积劳体弱。张君，余世交也，一日报君来访，两人扶入，尪瘰①如枯腊，面青唇白，神气萧索，望之骇然。问从何来？曰：病自汗四月矣，医谓阳虚，由省港而澳，迄不一效。思及我兄，是以来也。诊其脉沉微，重按则散。出其方，重叠盈把，余遍视之，曰：症是元阳之虚，而方无一误，弟何能为强？余设法姑以人参养荣汤与之。是晚，君寓于凤山书院，次日往诊，微效毫无。余力辞君曰：群医遍诣，故惟兄是求，何一无世谊之情耶？学友皆劝勉为图治。

余出外沉思，得一理解，回告君与诸友曰：陈修园谓杂病，自汗为阳虚，盗汗为阴虚。然阴阳互根，自汗亦有阴虚者，盗汗亦有阳虚者。症宜辨治，然余以自汗属阳虚者多。《内经》谓：肾为阴中之阴，脾为阴中之至阴。而土由火暖，亦为命原，脾肾皆赖真阳之温养。君酒色伤其内，

---

① 尪瘰：瘦弱。

百事劳其外，阴伤阳剥，脾不能中守，肾不能蛰藏。真火浮游，腠理开，汗大出矣。故《经》亦言阴盛者，身寒汗出也。夫阳气者，精则养筋，柔则养神。君汗之将出也，面必青黄，全身振掉，晕眩倒卧，手足厥冷，汗乃出，以毛巾揩抹，湿透至四五条。厥甚虞其阳脱，汗者心之液也，气脱即血亦随汗竭而脱，而能固受之者，则脾与肾也。非重筹守脾肾专药，何以图功？前医固知补阳，但一参及提气动血之品，便难见效。《内经》云："凡阴阳之要，阳密乃固，两者不和，若春无秋，若冬无夏。因而和之，是谓圣度。故阳强不能密，阴气乃绝。阴平阳秘，精神乃治；阴阳离决，精气乃绝。"此事之谓也。

方用术附汤：白术四两，炮天雄二两，水煎服。《本经》谓白术气味甘温，止汗，陈注为脾正药。附子气味辛温，主温中，陈注阳气不足，寒自内生，大汗大泻大喘，中风卒倒等症，必使此大气大力之品，方可挽回。此余必专用，不参他药，必重用，不使病重药轻之意也。服三帖，汗将出，自觉神魂略定。遂加白术为六两，炮天雄为三两。服五帖，汗始略少，脉始略转。逐渐加至白术十六两，炮天雄八两。共用十六帖，汗止思食。然后改用白术一两，附子五钱，渐加炒枣仁、淮山药、去核山萸肉、生龙骨、牡蛎各二钱，生杜仲、巴戟天、淫羊藿、枸杞子、胡桃肉、补骨脂、云茯神、菟①丝子、白石英、龟鹿二仙胶各三钱，旧熟地四钱，砂仁、高丽参各一钱等药，调理三月，再以正元丹，久服温养之。

自此精神如旧，谈笑自如，为人办公，寿延七载，一

---

① 菟：原本作"兔"。

夕卒晕眩而逝。喻嘉言谓阳虚者，必使真阳复返其宅，凝然与真阴相恋，然后清明在躬，百年常保无患。如盏中加油，则灯愈明；炉中覆炭，则火不息。是积精以自刚，积气以自卫，积神以自王，讵可不加之意乎？

妇科新产肝燥风动昏晕案

鲍侣舫翁之次媳，年二十，居广东省香①山县。

病起于新产三朝，头痛烦渴，肝燥上升，风邪煽动，昏瞀綦危。

鲍侣舫翁，余友也。其次媳新产头痛，旋即昏眩，手足瘈疭②，面深红如醉，脉浮弦，重按鼓指。医者遵陈良甫治血热乘虚奔心，烧鹿角灰，童便下；或遵单养贤生化汤加姜、桂，以救血寒；或遵万氏用黑神散，以去血瘀，而病益加重。最惨者，先用韭醋嗅法，并烧红一大铁锅，浓洒黑醋，持离寸余二寸，下覆其头。慌乱间误坠脑顶，烂额焦头，目不忍睹。

余曰：此症有形有脉，证据显然，的是去血过多，营枯失阴，孤阳独发，外风乘之。宜清肝熄风，治其内燥为主，不宜太用疏散，徐洄溪固尝言之矣。徐谓享寿者多禀纯阳，妇人产后，血去液干，俱多热病，其说信然。故人不论老少，二便通调，斯运化清快。喻嘉言谓，年近老而大便坚结者，每享高寿，固未必然。又俗医于产后，大便

---

① 原本少"香"字，今补。
② 瘈疭：痉挛；抽风。

秘结，虽顺导之药，尚不敢用。观于儿枕血痛，苟相其人之虚实寒热，导其大便，往往痛即轻松。因子宫瘀涨，大肠又有积粪，前后迫逼，痛苦倍加。大便得通，使不至两相迫逼者，而其痛立缓，此实常见之事也。今拟清魂散加减，以制亢阳，则病自有转机也。

方拟泽兰叶、醋炒荆芥穗各钱半，去芎、归、参、草，加羚羊角片、钩①藤各钱半，白微、白芍各二钱，布包石决明八钱。水三碗，先煎羚羊角、石决明，纳各药再煎成一小碗，入童便一小杯，和服。盖荆芥、泽兰，为产后熄风和血退热妙品，余则助以清降。约用此等药五日，神识清明，复拟乌豆衣、柏子仁、鹿衔草、金钗斛、丹参、白薇、白芍各二钱，佛手花八分，络石藤、益母子各三钱，守服十余剂，便愈。

病者自此康宁，家事操作如常，并无他患。

婴儿慢脾风久受大热补案

病者　侄女妹姑，年周岁，住广东香山。

病名　慢脾风。

原因　仲夏夜半，有叩门声，纳入，则希明堂弟妇杨氏，使人请诊其女之病也。女仅周岁，弟妇抱坐于床。

症候　面色纸白，口鼻气冷，睛露口开，手足时微抽掣。询得前月感风，中西医治，吐泻渐频，遂现此状。

诊断　余以一指按脉，手冷而脉如丝，察其指纹隐伏，

---

① 钩：原本作"勾"。

全症脾肾虚寒。睛露口开，脾阳失守也。手足时微抽掣，肾阳越而虚焰衡脑，脑筋引动也。据此已知为慢脾风矣。世说急慢惊未辨，可试饮以胡椒汤，察其纳否。而例以中风昏厥，目张口开，手握为实；目闭口张，手撒为虚。而例以阳盛格阴，脉虽微，久按愈见；身虽冷，面色纯赤；小便短，大便或秘或溏，为真热假寒。例以阴盛格阳，身虽热，脉虽大，重按则微；面色淡红如桃，便溺滑利清长；虽唇破舌黑，血流烦渴，苟舌底非甚干焦，便是真寒假热。再试以茶水，甘饮者，为热；少饮即止，或摇头嗳气者，为寒。更有舌光绛如剥皮者，阳回宜兼顾阴，细辨自然明瞭。庄公在田谓急惊多先发热，乃惊搐，甚则角弓反张，是阳症；慢惊多由吐泻，或误药攻散寒凉太过，非猝致者，是阴症。总序辛热温补二方，补前贤所未备，救无限误毙之婴孩，福幼名篇，洵无愧色。

疗法　余先用逐寒荡惊汤，继以附桂理中汤。

处方　胡椒、炮姜各一钱，丁香十粒，布包灶心土三两，煮水澄清。煎药频灌，能少啜乳，再进一剂。

接方　高丽参二钱，白术三钱，干姜钱半，炙草六分，附子二钱，煎成，泡玉桂心八分，多灌。

结果　至一星期渐效，而身软如绵，效似太缓也。希明弟惯与港商游，商再荐西医接诊，讵三日，危状如前。乃邀余以前法救治，甫见效。又请西医善后，则未三日，呼吸垂危，小桐棺已备矣。弟妇固求，余姑以北京同仁堂黑锡丹五十粒，研细，分多次以姜汤开灌，连用二日，进以附桂理中汤。十日后，再用其二理中地黄汤，一照庄公，随时加减，最后以香砂六君加减。共三月余，始痊。

昔澳门葡国副提督之公子患此，西医均决定不能过六小时，余友骆君秀石，半月温补治愈。中医此等治验，有何谬巧？余但以一婴儿，服辛温重补，过百余剂，且三月内，方稍轻，药偶歇，病已立变。必经久乃置诸安痊，见得勿负气为进德之基，不忍弃为仁人之语已耳。医事然，凡事何莫不然欤？

按：慢脾风症，同一脾肾两亏，虚风内动，然有脾阴脾阳之各异。如补脾阴虚损，当救以理中地黄汤。若补脾阳衰弱，当救以附子理中汤。此案脾命阳衰，阳损及阴，故先用附桂理中汤，继用理中地黄汤，阴阳递补而愈。所异者，必迟至三月余而始痊耳。景岳云：虚症难医，百补无功，洵不诬①也。

绍兴何廉臣谨按

中暑挟痰案

黄母邝太夫人，年七十六，由广西抚署回香山原籍。太夫人，黄中丞植庭夫子之正配，余师母也。体肥多痰，患足疾，少行动。盛夏猝仆，病甚。

诸世兄促余往诊，脉洪实，色黯浊，唇深红，舌厚腻。两腋汗多，壮热引饮。言语謇②涩，口角流涎。神志昏昏，二便直下。余曰：此外中之暑热，扰动内伏湿痰，浊邪弥漫三焦，阻其枢机，责在胃肺。王士雄引《内经》"在天为热，在地为暑"，断定暑即是热。或以富贵家纳凉广榭，

---

① 诬：言语不真实，欺骗。
② 謇：原本作"蹇"。下同。

瓜果前陈，寒中致病。疑暑有阴阳，未免入误，且温者暑之渐，暑者热之极。前哲云然，读书者亦宜省记也。但暑有兼湿者，有不兼湿者。湿温已经化热，便不治湿，此则必兼治湿，惟不宜发汗，香薷饮不中与也；暑邪外袭，湿痰孔张，白虎汤不可与也；二便自利，承气更不可与也。病三日，而医者于四诊，仅诊其半，徒畏其年老。谈经说古，指为风门直中类中，方则风引汤、地黄饮子乱投。雄视高谈，宋人议论未定，兵已渡河矣。

此病人应尽知为中暑，所伸论者，肺脏形如海绵，富有弹力性，内有诸细管，通气，随胸腔容积而缩张，即起呼吸运动。与支气管相接处，有肺门。炎暑铄蒸，肺胃之湿痰熬为黏质，肺门黏窒，所以言语謇涩。气阻则不能收摄，所以口角流涎。头者精明之府，肺主天气，气阻则艰于吸清吐浊，清气不上达，头能遂其精明，脑能司其知觉乎？热迫下注，所以二便直流。口舌空争，病乃滋炽，势急矣。筹治非清肺胃，通经络，涤胶痰，乌乎可？

药用鲜藿香叶六片，捣碎入茶碗，加盐七粒，猛开水泡入，盖密和暖取饮。叶味辛气烈，通气解暑，逐秽降痰。苟暑病壮热引饮，石膏羚犀弗效者，饮三二次，往往有效。方拟通络饮：鲜荷叶边、西瓜翠衣、丝瓜络各三钱，扁豆花二钱，去竹叶、银花，加六一散布包二两，射干、真建兰叶各二钱，橘红花、羚羊角各八分，煎和竹沥一两服。藻泉六兄亦知医，问六一散何以重用？余曰：肺与大肠相表里，肺清则热不下迫。西医谓水入于胃，吸管随即抽吸入肾。滑石外疏毛窍，内清湿热，水管通活，便不下溜于小大肠，归于膀胱而去，即可止大肠之泻，而胃气藉以回复。此刘河间得意之方也，滑石正是要药。倘急图止其二便，热无从泄，不上逆以生变乎？藻兄释然。此类药服至三剂，热退，神未甚醒。再五剂而便泻止，小水仍多。余曰：毋虑也。

改用千金三仁汤：滑石布包一两，厚朴一钱，法夏二钱，白蔻仁八分，去杏、苡、通、竹，加花礞石、真兰叶各三钱，射干、甜葶苈各二钱，橘红花八分。煎成，入竹沥一两服。此外，或加丝瓜络、扁豆花、土茵陈各二钱，郁金、面煨皂荚各钱半等。煎成，以煅皂矾五分，牛黄六分和服。惟滑石一两，竹沥一两，未尝减去。有时渴而汗太多，则加石膏四钱，知母三钱。以言语未大清，故注意治热痰也。脉左渐缓，右寸关洪实，故主通豁肺胃也。此类加减，约月余，诸病渐退。此后清养肺胃，总以六君为主，去白术，用高丽参钱半至二钱，云苓二钱，甘草三分，旧广皮六分，法夏钱半，加桑螵蛸、淮山药、覆盆子各二钱，麦冬、石菖蒲各六分，五味子三分，干茅根、金钗斛、鲜枸杞根、嫩稻秧各三钱，川木瓜钱半等类。又调养月余，乃安。

太夫人寿登耄耋。藻兄谓余曰：家母年高病重，小便直流，用滑石已过三斤，兄知之乎？余曰：学观其大，理汇其通。一孔不能洞五洲，一人不能备万能，一书不能废万卷。药有分量，病有重轻，无病身当，有病病当。病辨其所应辨，药用其所应用，尽其在我，何论老幼。弟未暇作统计表也。魏文帝《典论》云：脏腑而能语，医师面如土。然症未辨则病进，药果对则病退，病进便是错症误药，病愈便是识症合药。脏腑何尝不能语乎？是在临床诊病时，医者之肯听不肯听而已。藻兄常笑引以为达言。

暑热气闭案

韦廷芳，年三十六，住广东香山。

六姐丈润生，赋情义侠，高朋满座，樽酒不空，甘脆肥醲，倾襟接饮，体本燥也。盛夏偕一名地师，临山相地，途中晕眩汗渴，回时饮豆腐浆一瓶，反壮热无汗，胸微痛，发烦。诸医尊《金匮》者，与白虎汤；存津液者，与小承气、犀角地黄汤；专温热家者，与以紫雪、牛黄至宝丹；守《伤寒论》者，复救以少阴四逆诸方。未十日垂危，家姐迎余，委以专医。余电番禺，请黄君登云共商，君来，商得始病。

暑热为冷物所压，壮热无汗，香薷饮加清疏药，最是的方。暑与热、与喝、与西人日射病，名异实同，乃舍此而取古法用寒用热，时派顺传逆传，方论具存，无一不论与症违，方与病异。今据脉沉伏，唇面色深紫，瞋卧失语，汗出溺短，与粥而拒，与水犹咽，似与黄师母治案同。但暑与温固类，此症不兼湿，溺而短，即治暑亦同中有异也。夫肺司治节，主开合，胃司仓廪，主运输，动力则皆发原于生气。肺主声，肺闭则失语矣。胃主寤，胃闭则昏卧矣。色深紫，其营气闭矣。西说物糜于胃，吸液管啜其精华，运化为血，与回管收回之蓝血，必经肺下，赖肺气吸清吐浊，其血始红，作用正自相关。陈平伯谓：卫气皆肺胃所主，则卫气闭而营气亦闭。其理明甚。奈说经者先忘却外症未罢之训，趋时者又未将脉症药验，仔细寻求，则舍发舒肺胃生气，其更将何望耶？兼之舌尖现起小瘰，营热闭结，当开泄气分，以清热通营。又初病即齿缝流血，其痛者为胃火冲击，时医多用消伐攻治。有形胃汁先涸，阴液将尽劫伤，此叶天士之言，徐洄溪评为正论者。图治亦岂外舒达肺胃，清热通营耶？彼此意同，则立方自有定向矣。

共拟清络饮：取鲜莲叶边、丝瓜皮、西瓜翠衣、鲜银花各二钱，加鲜菖蒲八分，鲜竹茹、紫草茸、郁金、射干各二钱，鲜藿香细叶三片，重用鲜芦根四两，煎水煮药。另清肺用羚羊角尖六分，清胃用犀角尖六分，磨汁和灌。芦根形如肺管，甘清凉肺，生水中，纵横条达，津液之阂隔生病者，能透隔膜，使之通行。见邹氏《续疏》①，用之溺短赤者尤宜。此等药用七日，热先退，人略醒。此后如嫩稻根、真建兰叶、鲜杷叶、重楼金线、丹参各三钱，双钩藤、白莲瓣各钱半，与前方出入加减。约二十日后，病渐已。再用西洋参、不去心麦冬、竹叶卷心各钱半，元参、沙参各二钱，鲜枸杞根、鲜茅根、冬瓜仁、水浸百合、熟蕤仁肉各三钱（徐洄溪治夜燥不眠，用熟蕤仁肉），枇杷叶膏、银花露、莲花露、玫瑰露（玫瑰清暑降逆，多泡茶饮，可治噫气）、毛燕汤。又鲜茅根每四两，熬水炖鸭助之（鸭以小野鸭全黑者尤佳）。先一派清芳活利，再一派润燥生津，总以通经络，运枢机，舒肺胃，回津液为主，而成效收。脉有六阴六阳，斜飞反关，谈《太素》者，谓六阳主寿，六阴主贵。黄师母脉乃六阳，韦姐丈脉乃六阴，诊脉者不宜笼统。至此次药甚平淡，辨症果真，用法果当，虽

---

① 〔清〕邹澍《本经续疏》，凡六卷，约成书于清道光十八年（1838）至十九年，附见于《本经疏证》。本书是在《本经疏证》完稿后，又取常用药物142种为之疏证而成，分上、中、下三品排列。

危至已办寿具，亦可幸痊。余何能？实余友主持之力也。

姐丈病愈，以知府分发广西补用，回籍办多种慈善事业。余亦佐以改凤山书院为恭都两等小学堂，肇基实学。抑扁鹊有云：越人非能活人也，人自活耳。积德延寿，至诚感神，帝天毋亦假诸余友之手欤？

案语明辨，方亦清灵，真治时病病能手也。

何印岩谨案

温邪逆传心包络案

鲍德辉，年三十余，住广东香山县。

季春因公外出，回时热甚，以冷水洗澡后，头痛无汗，呛咳恶风，舌干思饮。叠医未愈，渐昏妄谵语，循衣摸床，病两旬而势几不可为矣。

余到时，病者已移正寝，昏瞆不知人，不语如尸厥。揭其唇，见舌尖纯赤，身微热，脉细数。余曰：此真所谓温邪逆传心包络也。医者初不风温兼治，甚则沉腻潜阳，不先顾上焦津液之竭。陈平伯引喻氏热邪极盛，三焦相火，最易内窜心包，闭塞经脉。惟驳其过用辛香开散，温燥与热斗，立见其败。且谓无形之心神为热邪蒸围，非有形闭塞。补引薛生白炼雄黄牙硝一法，其法仿①于《游宦纪闻》。余谓有形闭塞，则西说心房停歇矣。此则热邪走窜，煽乱神明，病在无形之热气，可无疑义，但此不兼痰，宜安宫牛黄丸研细，以银花、薄荷水开灌。此方芳香，化秽

---

① 仿：原本作"昉"。

浊而利诸窍，以咸寒保肾安心，以苦寒通泻火府，乃兼用法也。分次用三丸，次日用紫雪丹二服，共二钱，温水俟冷调下。用牛黄丸者，由外入内；用紫雪丹者，由内达外。另频与以水磨犀角尖。膻中者，心主之宫城，正欲尽力解其围困耳。

三日，病者神醒，脉数大，舌深绛，胸翳，肌乍寒乍热，烦渴微汗。吴氏谓温邪不解，每留恋膜原，即系胸间隔膜，心肺又同居隔膜之上，去路即从来路也。《伤寒》论内外，而以少阳为中枢；《温热》论上下，而以膜原为中枢。症与书对，亦何忍卑之而别持高论耶？

药拟软柴胡、知母、鲜芦根各三钱，鲜薄荷三片，射干、竹叶卷心、连茗心、郁金、苏梗、佩兰叶、牡丹皮、卫茅各二钱。（卫茅，一名鬼箭羽，苦寒，通经络，堕胎，杀虫，祛祟。徐洄溪医案用之以射鬼，其说甚怪。但北方者形似棕色树根，无效。广东者形似黑色树须，能通血热，凡癥疗来色等病，用之殊佳。）五日间，热先退，胸舒，烦渴未止。有汗，脉洪大。加入西瓜络、连心麦冬各二钱，石膏亦能清肺，故用五钱。此类药与前酌换，约半月，病去其大半。乃以西洋参、连心麦冬各一钱，五味子五分，元参二钱，兼五汁饮，温服以润之。再用鲜生地四钱，旱莲草、女贞子各二钱，阿胶珠钱半。此时宜润下以制上炎，约十余日。共治已月余矣。

病者痊。余因思韦姐丈前案，误于攻滋寒热杂投。医者睨视①雄谈，高则高矣，其如对于病，惟其名未惟其实何。此病初亦未善清通，以致逆传。天地之大德曰生，至

---

① 睨视：斜视；傲视。

贵之重器曰命，似未便掉以轻心，刚于执拗也。

黄疸肿胀案

黄弼臣，年二十外，住广东香山。

弼臣，黄植庭师第十三世兄也。以事赴省，游于河，荡舟堕水，旁①人援起，归寓即病。更医愈重，乃回香山就诊焉。

病状　肌肉、眼球、涕唾皆黄，全身肿胀，胸腹隆起，小便全无，仰卧不能转侧。气微喘，微热，恶寒甚，重衾不温。诊其脉紧实，舌胎厚而黄黑且干。余曰：黄疸。喻嘉言谓《伤寒论》重外感，《金匮》亦论外感，而注重内伤。此病多似女劳疸，弼兄既未有室，又不冶游，劳于事非劳于色。病因筵谯②应酬，湿热凝滞，感寒饫③水，扰乱受惊。《经》曰：三焦者，中渎之府也，水道出焉。又曰："上焦如雾，中焦如沤，下焦如渎。"纯是手少阳相火温度，一种蒸化水精之象。三焦上下相连，通于各脏腑。上连肺而下连肾，经属手少阳与足少阳胆经，均司转动之枢机。明乎此，则知此病之治法矣。今治中焦，当责胆与胃，而非先通其上下焦不可。内外并病，自应表里兼筹。《内经》有开鬼门，洁净府之法，是从汗而泄其热于肌表，从下而泄其湿于小便。法正适用，而外寒包内热者斯解矣。茵陈

蒿汤主之，茵陈蒿四钱，去栀子，加甘草梢①八分，麻黄开水泡透二钱，细辛、白芍各钱半。水三碗，煎至碗余，后下大黄三钱，煎作一碗服。《金匮》治阴黄，既有茵陈附子汤，治湿热，又有麻黄连轺赤小豆汤。余治外寒，独不可加麻辛以发汗行水乎？况胸腹隆起，鼓之如鼓，则膀胱之气郁而胀可知，非通其外，何以通其内？加以上微喘，下小腹拘急，小便点滴俱无，苦迫难堪。另细研麝香二分放脐中，洒水炒软葱白数斤，轮流温盖之。

　　服药，黄汗渐出，再约四五小时，小便点滴出，色黄赤。次日，喘止而小便未多。前药减麻黄至一钱，细辛七分，大黄后下钱半，服二剂。徐洄溪谓治黄疸，须别求单方。余取绿豆浸之芽菜二斤，水三大碗，煎成一碗，照服二次，而脉沉滑，小便略长，胀略消（此菜清利，用之小便热闭者极佳）。再仿茵陈五苓散，去桂枝，改用土茵陈四钱，二苓各三钱，泽泻二钱，加栀子钱半，甘草梢六分，朴硝一钱，煎服三剂。并以生辣椒小树正根，全条煎水（此根温脾行水，明知内热，因堕水留湿，故用之），又黄皮树根，取壮大者，长约五寸，斩片煎水，俱加入猪胰子，饮之以助药力（此根味微苦气辛，善消胃腹肝胆癖积②，与辣椒根，俱能治肿胀黄疸）。治一星期，能起坐，啜糜粥，胀未尽消。改用韩氏茵陈橘皮汤：土茵陈三钱，广皮一钱，生姜皮八分，法夏钱半，茯苓皮二钱，加大腹皮绒三钱，甘草梢八分，栀子、黄柏各钱半，鸡肫皮三钱，煎

---

　　① 梢：原本作"稍"。后同。
　　② 癖积：病名。多由水饮停结，痰瘀凝滞，食积内阻，寒热邪气搏结而成。

服（此药能化滞，兼消胆砂、肾砂）。另每日二次，研细朴硝、烧皂矾各五分，麦芽水送下。西说肝为腺甚巨，中部附有胆囊，储肝所生之胆汁，以助胃消化。病则胆汁过多，流溢于血液诸管，走窜于周身，故发黄疸，观于呕吐与便溺，色有黄黑变化，其说不诬。此硝石矾石散，张寿甫先生亦用皂矾，惟硝石则用火硝，谓矾石含有铁质，又具金味，善理脾湿，并制胆汁之妄行。火硝燥湿力大，胆汁溢于血中，布满周身者，能使降下。余当时未识用火硝，先生于中药，多有实验，其说不诬也。

时治病三旬，胀消黄退，胃纳大强矣。一日食太过量，忽腹胁胀痛，先寒后热，口苦欲吐，其脉强弦，纯似正疟。余曰：运化窒滞，胆气郁甚而横决，故有此。宜转枢少阳胆经，顺达其余邪，法亦不外小柴胡加减也：北柴胡三钱，法夏二钱，酒炒黄芩钱半，甘草八分，红枣三枚，生姜二小片，去人参，加广皮八分，麦芽、厚朴、苏梗各钱半，鸡肫皮二钱，白豆蔻末八分，煎服三剂。另每日二次，以药胶筒装金鸡纳霜先一分，后五厘，开水送下。越三日，乃去姜、枣、黄芩，减柴胡至钱半，停服金鸡纳霜，加大青叶、木通、滑石各一钱半。十日疟除。治共月余矣。

此后运脾安胆，化湿和中，药甚平淡，又一月而诸恙廓清。此病治甚烦难，余初不愿独任，后亦不过侥幸获效而已，敢过于自信耶？

注曰：豆蔻产外洋，味辛性热，温暖脾胃，流行三焦，化食宽膨，散滞解酒，止吐定痛，去湿驱寒之品也。凡行气药多燥，惟豆蔻功用在气，气行而并不留热，又可加入诸药中，取其和协。再次则荜茇、乌药，亦可酌选耳。

伤寒留饮案

刘殿传，年三十六，充香港华民政务司署办事员。

余将适闽，道经香港，以事晤殿传侄，见其神气极沉困，因问之，谓病心下有水气月余矣。

微热咳甚，吐清涎，闷不思食，望其色淡白，诊其脉沉而小弦。初病系头痛项强，鼻鸣作呕，时有微汗，甚恶风，历治未愈。余曰：《伤寒论》太阳中风，桂枝症初病悉具。与桂枝汤，啜粥以助药力，轻发经络之汗，当愈。乃治不如法，汗之未发者留为水，水留心下。据脉症，非小青龙不对也。麻黄钱半，白芍、干姜、桂枝各二钱，半夏三钱，甘草、五味子各一钱，细辛八分，加附子二钱，以温中。水三杯，先煮麻黄至水二杯，去沫，纳诸药，煮至一小杯，温服。次早轮船启行。嘱其第二三剂，麻黄减作一钱，复减至八分。第四剂，改用苓桂术甘汤，胸中有微饮，当从小便去之，可服四剂。再后何如，以函相告可也。遂乘①船而别。

余到闽，得侄来函，言遵方次第服完，病良已，欣欣道谢。余思陈修园《伤寒论浅注》，因文解义，依纲认症，以浅语而伸明柯韵伯之精言。《长沙方歌括》② 注小青龙，谓寒伤太阳之表，不解而动其里水，用麻桂从太阳以祛表

---

① 乘：原本作"趁"。

② 《长沙方歌括》：清代陈修园著，凡六卷，撰于1803年。本书是对张仲景《伤寒论》中的方剂，以韵文的方式，总结整理而成，是一本方剂的启蒙读物。由陈氏原文、注释和解说三部分组成。

邪，细辛入少阴而行里水，干姜散胸前之满，半夏降上逆之气，合五味芍药之酸苦涌泄而下行。仍以甘草缓之者，令药性不暴，则药方周到，能入邪气水饮互结处攻之，将无形之邪气，从肌表出，有形之水饮，从水道出，一并廓清。又引喻嘉言：方名小青龙者，意在取其兴波逐浪，以归江海，不欲其兴云升天，而为淫雨。若泥于麻黄太散减去，则不成其为龙，将何恃以翻波逐浪乎？余继用苓桂术甘汤，亦是温中利水之意耳。徐洄溪《伤寒类方序》，略谓仲景旧论，得王叔和搜集，始得其证候诊脉声色对病真方，但虽分定六经，而语无诠次，致后人各生议论，每著书必前后更易数条，互相訾议①，不知此非仲景依经立方之书，乃救误之书也。探求三十年，然后悟其所以然之故，于是不类经而类方，盖方之治病有定，病之变迁无定。知其一定之治，随其病之千变万化，而应用不爽。此从流溯源之法，病无遁形矣。至用药各有条理，解肌发汗，攻邪散痞，逐水驱寒，温中除热，皆有主方。其加减轻重，又各有法度，不可分毫假借云，何其言之直捷了当耶？

忆先师杨公，曾治余姐丈韦润生。有一次病微热，但欲寐，脉沉而微细，主以麻黄附子细辛汤，他医不愈者，两日立愈。据脉候以辨症，遵经方以用药，几于依样画葫芦矣，而神用昭然。又师初教余治病时，治一实热两目红肿者，用三黄石膏汤，去麻、豉、姜、枣，旋止旋发。师曰：此等药改汤为丸则愈矣。汤者荡也，过而不留，丸者缓也，如驻兵以剿寇，寇必殄矣，果然。又一服茸鹿大补药者，反肉黄菱，身怠倦，欲作肿胀，明知过于补腻，治

---

① 訾议：非议。指议论、指责人的缺点。

以清消，无效。师用麻黄汤，并非伤寒，而宣其气以从内之外，亦效，乃继以清消愈之。师不但救余病危，而诸如此类，及风寒痰湿之变幻，死生久近之豫期，多所训迪[①]。然临大症，御大变，自问无能，恒滋愧负泰山梁木，思之每饭不忘。夫岂无因而至此？由斯以观，亦何从见得经方之无神用，南省之无伤寒也哉？

古方小青龙汤，为外感风寒，内挟水气之对病真方。用之得当，奏效甚捷。第二方改用苓桂术甘汤，使水饮从溺道排泄，亦属长沙圣法。其病良已，可预决焉。惟案后发明，虽属陈言，亦足以唤醒不敢用古方之时医，不敢服古方之病家，故仍之。

《绍兴医药报》社何印岩谨按

鼠疫血瘀结核案

陈君花埭之妻黄氏，年二十余，住福建泛船浦。

余年三十外，到闽省亲。时鼠疫大作，死人如麻，有不结核者，结则多在腋下髀厌[②]。疫同而治法仍不尽同也。

黄氏春日下午，微热头痛，肢热焦渴，夜即两腋结核，壮热尸厥，其状如死，犹微有息，陈诸正寝。次日邀余往诊，脉沉大，唇面色紫，仅见舌尖，黑而滑。余曰：此疫毒血瘀也。《内经》："五疫之至，皆相染易，无问大小，病状相似。""避其毒气，天牝从来。"注：天牝，鼻也，

---

① 训迪：指教诲开导。
② 髀厌：骨骼部位名，又称髀枢，指髋关节。

空虚易吸疫毒。喻嘉言谓病感四时不正之气。初不名疫，因病多死，病气尸气，混合不正之气，益以出户尸虫，载道腐墐①，种种恶秽，上触苍天清净，下败水土物产。感其气则家家病此，若疫使然，故名为疫，是为病因。

鼠疫入中国，初发现于云南，漫延各省。鼠先受毒，传染于人。是毒由地气矣，毒气游溢于空气之间，则地气而及于天气矣。气由口鼻传人，则毒中于人矣。说病因，喻公归之诸般恶秽，说鼠疫，毒由于地气发生。老子云：大兵之后，必有荒年。荒年之后，必有疠疫。喻说略与相同，此中说之大较也。今结核两腋，属肺经部位，然核结于颈项别处较少，结于腋下、髀厌者较多，意腋、厌皆大枝血管所经，旋曲易于阻梗。既现状纯是血瘀，似不必拘定腋下属手太阴肺经，髀厌属足少阳胆经，总以通其血瘀为主要。徐洄溪不尝云治病有必分经络脏腑者，有不必分经络脏腑者乎？

拟王清任血府逐瘀汤：北柴胡、桃仁各三钱，赤芍二钱，甘草一钱，去归、地、芎、桔、枳、膝，嫌红花味涩亦去之，加大黄二钱后下，协柴、桃以通血（徐氏云：非用大黄通大便，欲通小便者，后下），地丁、紫背天葵、小蓟、王不留行各三钱，另先煎蝉退二两，僵蚕、皂角刺各一两，去渣熬药。又取鲜万年青汁一杯和匀（万年青出广东，汁解蛇、犬毒。梗青叶绿，隆冬不凋，可插瓶，可盘植。上海广东街生草药店常有），接次灌下。外治则山慈菇、红芽大戟末各五钱，芦荟末一两，冰片五分，雄黄八分，捣神山掌汁、葱汁，开涂。另生虾蟆开腹，小雄鸡连

---

① 墐：同"殣"，指掩埋；饿死。

毛开背，俱入研冰片二分，再贴之。灌药不外前方加减，诊治六日。所有紫雪、紫金锭、牛黄至宝、飞龙夺命诸丹，凡可以助其穿通经络者皆用，而效力犹甚微焉。余思鼠疫最重者猝倒毙，及一起但见微烧头晕，神志昏昏，不数时亦毙。其次结核，多死于三四日，病发稍轻者，能延过一星期，便可希望生全。此病重甚，亲属多劝余不可治疫，以免自危。而六日来，陈君极意相求，余亦惘然而应，奈智竭能索，而病者不死又不生者，何欤？姑用麝香六分，分十余次，开药水灌，大穿经络，作背城借一之谋，如无效，余决不复颟顸①以误人矣。幸夜半核消，能转侧，能顾视。若注意其左足也者，陈君检视，则左足心起一血泡，如小莲子，奔告。余曰：血毒下行，现于涌泉穴，未始非吉兆，银针破挑，挤去恶血为宜。第七日，余往，人醒，扶之坐，能微言其昨夜左足心作痛矣。小水通，大便无，左腹胀。与调胃承气汤：大黄四钱，芒硝三钱，甘草八分，加皂荚仁三钱。服后得下，脉转长大，多汗，恶热引饮。与白虎汤：生石膏二两，知母一两，旧稻谷五钱，甘草六分，加鲜竹茹四钱。奈渴不少止，舌干红，遂加至每剂生石膏一斤余，知母四两，鲜竹茹八两，全麦冬四钱，旧稻谷一两，熬水长日与之。仍半月后，渴始渐止。以后多用鲜竹茹五钱，茅根、芦根各一两，青天葵钱半，板蓝根、小蓟、知母、稻谷各四钱，共逾月余，热乃清。甚矣毒，火之可畏也！

民国初元，余再适闽，途遇陈君，长揖告余曰：贱内

---

① 颟顸：糊涂而又马虎。

长颂公大德，盍下顾寒家茶话乎？笑谢之曰：尊阃^①忠诚，有命在天，非余能活人也。忆当时太平行厅事，主客咸集，鼠不畏人，蠕行索饮，困毙于地，腹胀目红，幸行中人无伤。惟五先兄仆人黄超，一日傍晚，左腋结核，头胁痛，肢瘘欲吐，壮热恶寒。余与北柴胡、知母、法夏、甘草、竹茹、僵蚕、蝉退、大青叶、皂角刺、白芷、薄荷等，三剂核消病去。又一年，香港大疫，族叔世荣，当车打^②洋行经理，弟世镜随之。右髀厌结核，二日垂危，招余往治。脉沉数不大，舌光绛无苔，似发散太过，血液先伤者，重用鲜旱莲草、枸杞根、白茅根、芦根、大青叶、鲜菊叶、知母、麦冬，大锅熬水，和鲜藕汁、鲜生地汁，长日和饮。核已经西医割破，以白降丹去腐，红升丹生肌，生肌散兑六一散，加冰片末收口，半月清痊。

论疫者，寒疫、闷疫无论矣。宋金战争，人民饥馑劳役死亡，疫作，李东垣制升阳益胃诸方，此救中虚。余谓诸疫不同，即同一鼠疫，而治法不尽同，正是此意，犹乎温热病，谓有体质旧病之相兼而不同也。西人发明鼠疫，由微生虫，其形如杆，发于鼠死虱飞，吸入传染。又发明鼠疫起于鼠族本体之杆菌，吸入人之黏膜器、口鼻、生殖器及淋巴腺，发为急性热疫之传染病。考验极真，谓护法亦最密。然世乐叔尝问余，其西友大厦园林，依山建筑，起居有节，饮食有时，宁不清洁？而死于鼠疫者亦多。且疫病亦连年续发，何耶？余仅能答以虫如肉蛆之孳孕，菌

---

① 尊阃：对人妻室的敬称。阃：闺室门。
② 车打：现用语"渣打"。

如萍蒂之丛生，急则急矣，而目见惨历，直如氯①气毒之中人。况前数百年，英京大疫，非全城焚毁不可。而我国每年一埠中，如初现于某处者，转移于别处，则前处消减，历历不爽，谁画其界线耶？岂鼠族亦有迁移耶？抑地方亦有转运耶？以此疑点，屡由译者请教外国大医，其说明尚少之解。至于温病每现于春冬，鼠疫每现于深春初夏，过端节至初秋则减，亦历年习见共见者，非抹尽他时绝无也。

肝强肺弱病久咳血案

俞如夫人，年二十外，住福州中洲。

浙帮杉行大商，俞鸿宝翁之如夫人杏元，小家碧玉，流落风尘，眠食失时，兴居无节，弱质加以凋伤，归俞翁而已多病矣。

余往诊，据言三年来时咳痰血，每药有参芪更咳，历诸大医未愈，初秋受凉，咳甚血多。诊脉弦细，舌白苔黄。余曰：此病由血虚肝亢，肝阳易升，秋凉咳剧，牵动血络则见血，肺气虚则痰饮积矣。脾为生痰之原，肺为贮痰之器，宜顺气化痰，立方治之：苏梗、前胡各钱半，炒竹茹、冬瓜仁、鲜杷叶、款冬花各三钱，布包旋覆花四钱，法夏二钱，北杏连皮打、橘络、紫苑各一钱，淡蜜炙广皮七分，酒蒸百部②八分（此药能杀肺中痨虫），煎服。另鲜梨、藕汁各半杯，鲜竹沥一钱，和匀，服二剂，病状如前。

---

① 氯：原本作"绿"。
② 部：原本作"都"。

第三日，诊脉弦细。余曰：久咳肺气受损，浊饮易升，受凉咳剧。今咳稍顺，而神倦力乏，喉痒，血未止，痰之黄浊者，变作清稀起泡。仍以降气祛饮立法。前方去前胡、北杏，用款冬花、丝瓜络、冬瓜仁各三钱，北沙参、冬虫草、银杏肉去尖、蜜水炙鲜杷叶、竹茹、布包旋覆花、蜜水炙苏子各二钱，炒麦冬、紫苑、炙广皮各一钱，白蛤壳、生牡蛎，俱布包四钱，煎服。至五剂，前方去蛤壳、牡蛎，加丹参、白芍、浙贝母各钱半，盐水泡川楝①子一钱，五味子六分，鲜香橼三片，煎服。另取生大梨一枚挖心，纳川贝母粉、冰糖一钱，炖食。又五剂。

　　再诊脉弦滑，舌红，咳已见平。然肝热气滞，忽胸痛气逆，气似不能下，腹微胀。此亦中虚而欠运化，其他食物亦恐有不合者在也。肺弱痰生，肾亏饮泛，肝亢气逆而两颧红，口燥而津液涸，血复见多，宜止痛、顺气、舒肺为法。略减前方，加旧谷芽三钱，射干、郁金各钱半。另上午左金丸一钱，下午旧十灰散一钱，开水送下。越二日，脉细数。余曰：胀痛气逆已平，血亦少。惟肝血早亏，肺气又弱，肺燥则痰黏，气燥则喉痒。自觉吐痰不易，实津液不能上输，不得执着外感侵抑其气，为比例也。脉有中枢未运，肾气不纳之象，所宜注意焉。拟北沙参、女贞子各三钱，菟丝子、炒竹茹、丹参各二钱，阿胶珠、紫苑、炒麦冬各一钱，五味子八分，草灰五分，生谷芽、布包旋覆花、牡蛎各四钱，鲜荷鼻五枚，煎服。另布包毛燕二钱，冰糖一钱，煎水代茶。又煎西洋参一钱，橘红五分，代茶。又酥炙蛤蚧尾末、川贝母粉各一钱，和枇杷叶膏一钱（此

---

　　①　楝：原本作"练"。

膏现上海蔡同德有制），开水分二次开下。诸症渐顺。因服药太久，暂停一星期。

后脉现细弱，舌绛红。余曰：久咳气不收，停药数日，交白露节气，又多粉红痰，实系肺虚气弱，痰饮上泛。秋燥之时，体虚者每随天时节令而变。所谓脏气无，权持以测病之进退死生，余师杨公极准，不能不信。宜加意静养为要，方亦不外北沙参、炒麦冬、玉竹、丝瓜络、竹茹、蜜①水炙鲜杷叶、紫苑、川贝母、重楼金线各二钱，真建兰叶一钱，金钗斛、旋覆花布包各三钱，牡蛎、蛤壳布包各四钱，鲜茅根八钱，炙茜草根三钱，荷鼻三枚，煎服。嘱其倘见血多，速买斯推拍挖尔一瓶，每日二次，服二粒至三粒；爱而邦，每日分三次，服六片。（上海五洲药房现亦有此二药，但服此须遵西师所嘱，与中药离开三小时。此二药能收敛血管也。）又制剪红膏，能使虚燥而见血者断根。

生藕四斤，留皮雪梨四枚，红枣廿枚，柿饼四枚，鲜荷叶三片，鲜白茅根八两，带心莲子廿粒，入锅，水熬成膏。每服一汤匙，每日二服，亦可用开水兑开，服完再制。此方杨公所授，除阳虚无用外，阴虚而燥者辄效。自美其名曰剪红膏，思之可笑。然此方亦有加减，另详别案。

此时治已三月，血痰少，胃纳渐加，乃再订一方：西洋参或高丽参一钱，于术、旧法夏、合欢皮、丹参、淮山药、杜仲、生地、百合、云苓、菟丝子、冬虫草、女贞子、紫石英、络石藤、重楼金线各三钱，蜜水炙砂仁八分，阿胶珠一钱，五味子、炒麦冬各五分，不时取服。嘱其慎风

---

① 蜜：原本作"密"。

寒，节劳苦，和意志，禁肥腻燔炙诸品，可食南杏或百合炖猪肺汤。牛肉勿干煸，用水加生莱菔一片炖汤。如干煸，即加入生莱菔一二片，亦太味浓力厚。故西人干煸者，每兼以煮洋薯及隔夜面包片，久亦停歇，畏其壅①也。

最后又嘱制琼玉膏一料，纳沉香末八分，血珀末二钱，多服，病悉清除。此病初用参芪过重，立见气促胸烦，提而不降也，因知对症用药之不得不有法矣。

精虚晕眩案②

张国正，年五十六，补授福建藩司。

方伯张公，办事认真，劳思过度，患晕眩。因与先兄悦岩交好，知余到福建，而请诊焉。

公自言，每公事过劳，时觉头重耳鸣，腰足痠软，近则晕眩，眼见黑花昏乱，少顷方定，甚则双目转运，如坐舟车然，喜卧不喜坐矣。其色困瘁，其脉沉涩而无数象。余曰：此精气不足也。《内经》谓督脉实则脊强，虚则头重高摇。脑为髓海，《海论》谓髓海不足，则脑转耳鸣，胫痠眩冒，目无所见，懈怠安卧。陈修园以此条病在上而根于下，欲荣其上，必灌其根，是矣。仍宜参孙一奎分精血虚、精气虚。精血虚自宜左归饮一派，但肺主出，肾主纳，而非运以至精之气，则无以输精于全体。走空窍而施精明，能藏而复能用者，气也。《经》曰："形归气，气归精，精

---

① 壅：堵塞。
② 原本正文标题为"精虚眩晕征"，据目录改。

归化。"又曰："精化为气。"自然气和，亦足以生精。又曰："人始生，先成精，精成而脑髓生。"则精与气与脑之关系，不亦瞭然乎？

公早岁从戎，驰驱国事，稽勋授职，洊①擢②开藩，论功已著于贤劳，布政复疲于荩③画，精神上未免有伤矣。宜安肾丸改作汤剂，补精气也。用盐水炒破故纸、葫芦巴、山茱萸各三钱，续断、云苓各二钱，茴香六分，盐水炒川楝子六分，去桃仁，加锁阳、杜仲各三钱，肉苁蓉、枸杞子各二钱，并服。此等药约用十日，晕眩略定。去川楝子、川续断、茴香，加菟丝子、巴戟天、淫羊藿各二钱，炙蛤蚧尾一钱，先煎醋淬磁石四钱等药，时或兼以酒开鹿茸五钱，麝香二厘。由督脉以通脑，精不足者，补之以味，而尤要在节劳静养也。治已月余，诸恙渐已，乃以十精丸（方出《元和纪用经》，徐氏收入《兰台轨范》），兼正元丹，温养之。

《经》云："初生之来谓之精，两精相搏谓之神。""所以任物者谓之心，心有所忆谓之意，意之所存谓之志，因志而存变谓之思，因思而远慕谓之虑，因虑而处物谓之智。"公庶政焦劳，公忠恳笃，伤及精神，徒重用参芪，补其中上，未为得法。陈修园注人参：补津液，生于山，背阳向阴，乃阴药。引《伤寒论》一百一十三方，救亡阳，非误在汗吐下后，亡失津液，从无用参者，自是铁证。但性能补脾，能提气，体阴而用兼阳，故即用参加入补精药，

---

① 洊：再。
② 擢：提拔。
③ 荩：忠诚。

以健精气。亦宜少而勿多，庶能随诸药而下入也。

公移节他省，面道珍重，余亦南旋。忆孙公一奎，于晕眩病，条举前贤论说，委曲肫至，无一非仁人之言。若西人说脑说精，亦甚有据。礼亲王《啸亭杂录》，言于犯人行刑后，曾验过近外肾处，内有精囊，命门当在此处。如其言，则命门自有养生之真火，而火之能温养而充盛者，非气而何？今不赘，惟治此病，全在用药合法。试看喻公《寓意草》，治金道宾前后二案，便知用补药，有界限等差。推之攻散清滋，自然亦有法度。因著案存记，免他时用药，蹈精力之太劳。

春温伏邪症救误案

王念恒，年四十，住北京鼓楼后街。

王君官法曹，性刚直，忧时之士也。辛酉春，京师大疫，君病甚，因与余长子元梓同事，应请往视之。

时面色深赤，舌干红，发热，大汗淋漓，额汗珠渍手，上气，肩抬狂喘。伏枕不能起，呆视不识人。脉浮而急数。其家人罗列医方，余曰：现流行病，虽有白喉红疹、吐泻霍乱，种种发现，而君无疫状，乃冬令伏邪，乘春气之升扬，而发为温病也。药初系达原饮、人参败毒散，继以柴、葛、檀、藿诸香，燥涸升开，热灼阴竭，误药已久，危犹倖①焉。

《内经》谓冬伤于寒，春必病温，冬不藏精，春必病

---

① 倖：侥幸。

温。仲师亦有《伏气温病》篇，解经者谓上条是寒邪化热，下条不藏精，不止淫欲。凡劳神苦形，摇其精爽者皆是。故生长化收藏，宜保养以树发生之本，否则逆四时之气，病发于他时。《礼》云君子春夏养阳，秋冬养阴，养其本也。余并谓精，固是睾丸后精囊之精，而凡吸收华粹，运诸内外、上下，新陈代谢，以供存养者，亦曰精。精足以存养即是藏。当寒威凛冽，外束肌表，人已觉胸热口干，不必饮酒围炉，体燥者已伤其精液，非一定外感于寒也。温热病家，谓温邪由外吸入，伏邪由内发出，俱主诸肺。鼻通于肺。肺者皮毛之合也，皮应天，为万物之大表也。君初病，皮热头刺，干咳微渴，并无齆①嚏恶风，故命曰伏邪。仲师曰：若发汗已，身灼热者，名曰风温。本指内风，火升风扰，即使兼外风，亦只可甘凉带辛疏药以导之，奈何全是涸燥升开耶？今救阴止汗，惟因其肩抬胸满，肌热未退，不敢用沉腻药，向肝肾之阴，浪图压塞以促其命期。

因拟清骨散加减，用银州柴胡、布包旋覆花、浮小麦、鲜杷叶、紫苑、鲜枸杞根、生牡蛎、知母各三钱，苏梗钱半，盐水泡透黄连一钱，柿蒂三枚。一帖汗少，去黄连换白薇②钱半。三帖气定热退，至五日，面色不纯赤。举首见余，瞿③然曰：今始知世伯之日来救我也。脉转洪大，引饮，内热多。余曰：此伏邪外透也，可用小剂白虎。三帖病退能行。汗渴止，口味淡，舌色白，脉转濡软。拟六君去陈、术，用高丽参钱半，云苓、法夏各二钱，甘草三分，

---

① 齆：鼻子堵塞不通。
② 薇：原本作"微"。
③ 瞿：音俱，惊视。瞿然：惊恐而视的样子。

加葳蕤、淮山药、胡桃肉、冬青子各二钱，制首乌三钱，砂仁四分。煎成，和服珍珠母粉钱半。上调肺胃，下养肝肾。共十余帖，以善其后，而复其元。

此症治约两旬，身始康复，交情自此弥厚矣。

湿温类疟案

梁宓，年四十四，任京师地方检察厅长。

梁君卤铭，夙夜在公，慎乃将事，固贞心而劳于案牍者，赴友人筵宴归，不三日遂病。

余往诊，时在初秋，君睡于床，头重不能举，渴不欲饮，乍寒乍热，有微汗，频作吐，舌苔黄白相兼，脉弦滑。余曰：此湿温，非疟也。王士雄论湿温，引薛生白说：此病中气实则在阳明，中气虚则在太阴。邪在二经之表，多兼少阳三焦；邪在二经之里，每兼厥阴风木。病先因食滞，加以奔走公事，外感于风。论湿病，或雨雾濛袭，或地气蒸腾，本有由外而受者，亦有不尽由外受者，胃滞而水谷不能尽化，留亦成湿。现外受风热，与内湿相引，肺胃不和，故频欲作吐；湿下溜，故大便溏；热湿交蒸，故舌苔黄白；湿内留，故渴不欲饮。胆胃同处胸廓中部，运化功用相需而成，故中气滞，而少阳经气亦不能条达自如，郁甚而上逆，乘之以风，故头重如石也。似疟非疟，宜疏风，兼肃达，清阳明少阳之闭郁也。

以甘露消毒丹，改作汤剂：滑石、绵茵陈各四钱，藿香梗、射干、连翘、木通各钱半，石菖蒲、范志神曲各一钱，白蔻仁、薄荷各七分，去芩、贝，加法夏二钱，白芷、厚朴各钱半，佩兰叶二钱，又软柴胡三钱，知母二钱，以疏运阳明少阳。服一剂，病减，次日能起坐于床。乃以旧稻谷三钱，易神曲。第三剂，去软柴胡、白芷，加竹茹二钱，大腹皮三钱，甘草三分，芒果核二枚，金钗斛、薏仁各三钱，荷梗五寸，西瓜翠衣钱半等。服下，至第三日，能会余于客座。第四五日，能会余于地检厅。至六日，便不用服药。

　　君告余曰：公事正忙，经中西药未愈，阻搁月余，幸公愈之甚速也。但当时有疑用柴胡升动少阳，虽愈必发喉症者，余知其过泥于温热禁例。因辨明柴胡有三：北柴胡形似老树根，转枢直升；软柴胡形似竹叶，亦入阳明少阳二经，而性止轻扬，配知母，治似疟非疟甚效；银川柴胡形似党参，清降近于石斛，不过微有疏性耳。君愈幸无他患，论者始噏①然无疑。

疡科子宫癌案

　　黄夫人，年五十二，寓北京北柳巷。

　　黄夫人，年约三十岁时，产后小腹常痛，西医验是蓄瘀，子宫膜发炎，久治时痛时止，更中医亦未愈。将五十，每痛甚必流血，西医再验，谓子宫结瘤，积久成癌矣。

　　民国十年春，前广东议长，黄君嵩龄，时官交通部，以夫人病危求治，言发热昏卧，血崩气逆，大汗淋漓，不思食者，五十余日矣。往诊，脉浮弱，而重按久按则弦。

---

　　① 噏：收敛。

告君曰：脉症合参，是肝动脾虚，外风乘袭。危急如此，且图止血扶脾以固其脱，遑暇他及耶?

方拟正土本人参钱半，云苓三钱，生于术四钱，春砂仁八分，布包贯众①炭三钱，龙骨二钱，生牡蛎八钱。方成，余自讶曰：六君加减，未靖浮动之虚风，断断无效。君愕然，余曰：容再思之。乃嘱煎成，借产后治虚风法，取醋浸荆芥穗一钱半，黑豆一大碗，干锅透炒，以药水冲入，盖密片刻取服。水道开则血道闭。用茯苓亦止血法也。倖血少汗减。

再诊，余曰：蓄瘀、发炎、结瘤，验自非虚，但子宫即女子胞，奇恒之府，而治胞者必治肝，与治疝同。肝脉络于前后二阴，使瘀早化，热早清，奚至于此? 夫人性急善怒，肝盛显然，其脉弦甚，其血秒浊，色黄萎，舌黄腻，多痰，烦渴思饮。是血去多而阴亏肝亢，病太久而中气凋伤。镇肝养脾，且图将护可乎? 君深以为然。

拟苇茎汤：鲜苇茎三钱，薏仁五钱，冬瓜仁五钱，去桃仁，加西洋参一钱，云苓、炒小蓟各三钱，布包旋覆花、法夏各二钱，大瓜蒌一枚，竹茹、醋炒元胡各钱半，广皮八分。先用生牡蛎六钱，茅根炭五钱，莲蓬、贯众炭各二钱，煎水去滓纳药。此类药加减进退，用一星期，始血止、不吐、思食。惟一冒风即头痛闷咳，加苏梗、苇茎、杷叶各钱半，痰呕加白芷、藿香梗各一钱半，砂仁用一钱，法夏用三钱。一食多即胸胀嗳气，加厚朴花、大腹皮绒甘草水泡，各二钱。一动怒则阴痛流血，加炒板蓝根二钱，羚羊角八分，并以犀黄丸一钱，小金丹一丸，分早晚服。夫

---

① 贯众：原本作"管仲"。下同。

人忌滞恶酸，临病问病人所欲，故未用山萸肉、五味子、乌梅炭等。若白鸡冠花布包一两，金钗斛三钱，鹿衔草、浙贝母、油归身、白芍、丹参、四制香附、白蒺藜、淮山药各二钱，石莲肉、软柴胡、知母各钱半，制首乌、桑寄生、桑葚、络石藤各四钱，生乳香、没药、炒荆芥穗各七分，蕲艾四分，海藻、胆星、炒鱼鳔各一钱。又黄蜡一钱烊服，楮树皮末一钱，药水和服等，随时进退加减，此亦相其气体而补救耳，余非专科也。

然外科，王洪绪《全生集》、徐洄溪批陈实功《正宗》，称涉猎家简明善本，谓红肿为阳痈，白塌为阴疽，非纯阴者为半阴阳症。在外以皮色辨之，在内以脉候察之。或内消、或排脓、或去腐、或生肌、或收口，良法具在。《徐批》谓即有不常见之症，亦可择应用法推之，与谓芪草炙熟增痛，皂角刺少则破，多则消等，均可实验。

按：岩与癌通，中医治肺胃肠各痈，耳熟能详，今证以乳岩①，即是此"癌"字矣。十一年夏，西医验上海陈氏妇，是子宫瘤，余用法未尝不治。十二年夏，吴君仲池，余友曰大医，验是颈癌入骨，共诊，均决其能夏不能冬，果卒于十一月（诊断法容另详）。无怪《徐批》真岩无愈理。近一大西医，由京师来，译者述其言，孙中山先生肝癌，经解剖，全肝外衣黑硬，内则成癌蓄脓。瘤有三，其一有变化性的，最恶，成癌则癌中细胞能流入淋巴管、血管，布发诸他部，传毒于心房。原因有由慢性的继续激刺者，有由人体组织的发育力，失其平衡者，有与遗传有关

---

① 乳岩：又称"石奶""奶岩"等，中医病证名，即现代医学的乳腺癌，是女性常见的肿瘤之一。

系者。癌成多在年四十体弱以后。孙症实无治法云。

考《尚书》"用是顾畏于民嵒"，意是逆民意，当畏其险恶也。"瘤"，《广韵》：肉起疾。《释名》：瘤者，流也。血流聚所生病。与西说人体细胞过多则肿合。但《正宗》谓痈阳瘤阴。薛立斋说，瘤有五，辨法极详，除粉瘤多生耳前后，或下体，黑砂瘤多生臀腿，可刺，余遵法服药敷贴，自然消小，切不可刀针掘破，血溢立危，外症且然，况内脏乎？此外有发瘤、虱瘤、蛆瘤、蛔虫瘤，亦所尝见云。

孙奔走国事，志不克遂，愤郁烦劳，肝病原无足异，早治可愈，迨黑硬内溃，陷突不平，如山岩状，气血衰败，中医亦谓之坏症。惟西医惨用解剖，忍重伤其气血，以促其死，则无谓之尤。又豫督胡景翼生臂疗，中医本有屡验之法，而割竟伤牛，更百思莫解。余叙黄夫人事，类及此二伟人，亦是中西比较论，并以答各医友嘱余论孙、胡二公之症者也。

十一年春，余将离京，见黄君惓恋，因邀一医友，详告治法，嘱其与此友商量，乃别。夫人平日，颇未善保养，至本年冬，始闻其病殁，则将护者已近两年矣。至于保养之法，西大医该德氏曰：以予所实验，愤怒、恶意、忧郁等心情，是造成身体组织中有害分子，若愉快、乐天等心情，则生富于滋养之化合物，可刺激细胞而生势力。姆尔气令氏曰：凡罹初期癌肿之肝脏病者，其病原皆因忧郁、哀痛而起。与中国《内经》言"怒伤肝"，诸前医言"郁伤肝"，是言逆生理而即造成病因者，中西无异理也。

治胃肠夹外邪危病、陈苏失明复明合案

杨茂森，年三十四，寓天津松秀里。

杨君，天津太古洋行管仓，庚申秋，痰咳嗳气，渐腿足肿，辛酉初秋，洗澡后更恶风，乍寒乍热如疟，年余。多历中西诸医，深秋危甚。其家托其表弟，亦余姻亲，入京相邀，述上病状，情重未忍过却也。

余至津，杨君卧床面内，家人转掖向外，一望青黄色黯，谵语神昏壮热，痰涌嗳气。审其唇焦裂，舌底黑、中腻、上干黄，脉浮弦有力。询得有微汗，渴饮，便秘，溺黄。出医方遍视之，余曰：初不过肺燥胃滞，清消可愈，奈何屡误至此危难耶？中医之太破散，太苦寒，太补腻，责无旁贷矣。而西药之可识者，如阿斯必林[1]、金鸡纳霜，平常药耳。学西医者，不顾其太散。余族兄又包、余友古辉山死于是，今又以误杨君。后多用铁精，牛羊肉浓汁补血，亦何非一丘之貉耶？

夫饮食入胃，化生气血，《内经》所详言。西说谓饮食入胃，运生心血，而上之脑髓，下之囊精，亦由血所运化，言诚是也。但化之者胃，行之者脾，统之者心，帅之者气，奈徒拘形质，尚未明其化行统帅之原理何。譬之制物机器焉，缺少煤火蒸汽，徒耗其赀财，倾其质料，机器反因之污锈，何能制物？是能行而后能化，能化而后能补，其理显然。又例如鹿茸，最补精血，余赖以生，先嫂朱氏、族

---

① 阿斯必林：现用语"阿司匹林"。

叔世源，何尝不因以死耶？

杨君感风，不轻疏以致留邪，补腻重投，不清消以祛积滞，转寒散补腻，涂负壅留。譬诸沟渠焉，废物堆积，郁伏生热，烟腾于上，霉腐于下。《经》曰：水流湿，火就燥。今正是火上而湿下。《经》又曰：肾者，胃之机也，关门不利，故聚水而从其类也。上下溢于皮肤，故为胕肿。标本兼病，苟不转枢以伸其气化，此外更有何治法耶？方拟软柴胡四钱，知母、大腹皮绒各三钱，苏子、前胡、射干、白前、郁金、竹茹各二钱，法夏、厚朴、范志曲各钱半，薄荷八分，甘草六分，煎服。此类药用三日，热轻啜粥，点首识人，仍不能坐语，背阳恶光，舌干思饮。前方去软柴胡、范志曲、苏子、薄荷，改苏梗、谷芽、冬瓜仁、银州柴胡，助以羚羊角，清以小白虎，通以紫雪丹，降以调胃承气。八日只有小效。余据舌黑粪黑，实由痰瘀内阻，用礞石滚痰丸四钱，黑白牵牛末各一钱，煎水分次送下。夜半，忽腹痛状剧，余强语以慰其家人，以脉无变状也。夜向晨，连下痰瘀盈盘。第九日，始能言坐矣。前方去苏、前、郁、射、银胡，入金钗斛、丝瓜络、鲜杷叶、冬瓜仁、白茅根各三钱，西洋参、皂角仁、威灵仙、大小蓟各钱半，鲜竹茹一杯。用此等药，共两星期，诸恙大减。脉象濡大，仍嗳气，胃纳未强，腿足未健，肌肉黄黯。标治则病久，肝脾已虚，宜治其本。余乃留方回京焉，大概补脾如参、芪、术、草，山药、云苓；行滞如砂仁、广皮、半夏、豆蔻仁、鸡内金；补肝如杜仲、断续、木瓜、牛膝、鸡血藤、络石藤、桑寄生等类，每药不过一二三钱。别一月，函告痊好矣。叶天士治外感，参以轻疏；徐洄溪治热，取裁于三承气，治痰取裁于三泻心汤，其知道也夫。

又忆前廿年，在广乡居，有妇人负子而哭，余妻遇诸园外树下。问之，陈姓业农，夫远出，子四岁，名苏。目疾久，日数十里赴澳门求医，努①肉遮睛，两目无睹。引至家求治，余曰：膜厚失明，余非专科也。奈何却不获已。脉弦，肌黄而舌赤，善怒嗜土。余曰：此肝脾之积所致也。姑以白蒺藜、木贼、夜明砂、谷芽、鸡内金各二钱，青黛八分，白芍钱半，癞虾蟆干二枚，川白芷钱半，葛根、柴胡各八分，上引之。另以蛇退皮一两，煮水煎药。别以龙眼树瘿七枚，每日煎水，薰洗兼服以去膜。十日后，左目有微明。即授以广西茶客传余岳丈吴公绍芝疳积上眼屡验方：草决明八分，鸡内金一钱，白蒺藜六分，珍珠末五厘，共研细末，以不沾水雄鸡肝一具，夹药末蒸食。上药一料，分二次用。约半月，效甚。陈苏服过四十次，左目复明。

合记之者，以杨君尊堂，嘱认余为谊亲，数年来候问络绎。陈君至今，年逾弱冠，余已北上，岁时必函候起居。信爱如此，悠厚如此，非惟两君感余，余实感两君矣！厚能载福，其愈也，天实为之也。余敢贪天之功，而以为己力？

辨鼻渊与脑漏异同案

罗发，年四十五，寓上海宝山路。

马玉山糖食制造厂，司事罗君，十年前患花柳病②，治

---

① 努：凸出。
② 花柳病：一般指性病。

愈而体渐弱。比年鼻流浊涕，如渊泉然，遇寒则清，遇燥则浓，异常臭秽，左鼻尤甚，痛引左脑。中西求治未愈，近三月不嗜食，盗汗出，甚则眩仆。两人扶掖而来，述其病状如此。

望其色青黄寡血，唇干，舌白腻、苔黄，闷咳微渴，左鼻塞痛。脉右寸关独浮，余皆细数无力。余曰：肝脾肾久虚，新受风邪，痰多气阻，法先治标。以苏梗、前胡、法夏、茅苍各钱半，白芷、白菊花、辛夷花各一钱，冬桑叶、丝瓜藤、刺蒺藜各三钱，明天麻六分，甘草四分，另加白薇、杷叶各二钱，广皮五分，春砂仁四分，煎服。治五日，风去、痰清、渴止，应治其本矣。

考陈实功谓脑漏又名鼻渊，总由风寒凝入脑户，鼻流浊涕，黄水点滴无干，久则晕眩不已。实症宜清通，虚宜补中滋肾。此言鼻渊之关于脑者也。王士雄谓风火外侵，胆热上移，胃浊上薰，皆成鼻渊。若脑漏乃本原不固，所流腥水，粘而不稠，烦劳即发，治宜摄补，与鼻渊同流异派，须分别言之。西说则谓鼻内腔甚大，上下通连，鼻渊者，乃腔膜发炎，或外来刺激，膜腐则毒水下流，与脑无关。脑果漏，实殊危险云。此王氏与前贤、西说之有异者也。

今罗君鼻腔内痛，明明牵及左脑，眩仆脉虚，苟不用欲荣其上，必灌其根之法，先调脾胃，次补肝肾，岂非背症施治，违脉用药乎？亦惟据脉症以答罗君殷殷求治之心，不暇他计矣。

拟大补元煎：高丽参、油归身各一钱，淮山药、杜仲各三钱，去熟地、山茱萸、杞子、炙草，加砂仁八分，独活六分，龙骨、牡蛎、胡桃肉各二钱；燥则加白薇、白芍、白菊花各钱半，五味子五分，黑栀①子一钱；不燥则加生箭芪、锁阳各四钱，桑寄生、炒枣仁各三钱，菟丝子、山茱萸、枸杞子、磁石各二钱，炮姜、补骨脂各一钱；内寒则加附子钱半，玉桂心三分，随时酌订。时或加细辛三分，以通脑。另取丝瓜下藤，连根煅研细末，作鼻烟少少抽②之。至一月而浊涕无，晕定思食，惟腰足软疲，精神颓惫。乃取裁于健步虎潜丸，改作汤剂。再月余，病已向安。复培养以清水加酒炖羊脑，及无比山药丸，减五味子作一两二钱。（上二方俱载《兰台轨范》，徐谓山药丸，善能补脑云。）

或问于孙公一奎曰：《汪石山医案》说，数见此症皆不治，而今人尚有治愈者，何耶？孙公曰：石山贤明，岂不识治法，此特为病之太深者言耳。《易》云："大哉乾元，万物资始。""至哉坤元，万物资生。"坤元者，胃气也。《内经》曰"营者水谷之精气"，"卫者水谷之悍气"，皆藉胃气以为养。人所以运动升降，不息不死者，赖此营于中，卫于外，而胃气为之枢。《经》又详言饮食入胃，五味入口，胃气上升，变化气血，以养五脏之神。然后精明，察色听声，辨味剖臭，而九窍有所用。倘肾阴虚而不能纳气归元，火升迫肺，津液不能降下，并于空窍，转浊为涕，而为逆流。肝肾愈虚，则有升无降。故又曰："出入废则神机化减，升降息则气立孤危。"宜戒恼怒，远酒色，假之良医治之于早云。余亦闻是症难治，今罗君倖愈不复发，爰撮略前贤诸说，见得是症则于脑有关也。

---

① 栀：原本作"枝"。
② 抽：原本作"搐"。

产后留瘀腹痛案

杨张氏，年三十四，寓上海武陵里。

杨君少江之夫人，产后寒热往来，病月余，大小便拘急，胸腹胀痛呼号，不能转侧，转侧即痛极。西医用药用针，止亦旋痛，求治于余。

余往，询得外恶风，内痛如刀刺，欲吐，绝食渴饮，日夜壮热，稍退复盛，周身肿胀。望色唇面紫赤，舌苔厚而干黄，脉弦实有力。出其方，中医大概是芎、归、荆芥、白芷，加诸香止痛，继则熟地、阿胶、姜、艾之属，或二冬、生地、石斛以顾阴。

余曰：西人称子宫，《内经》谓之女子胞，胞宫之蒂，发于肾系，下为夹膜。膜前连膀胱，后连大肠，中间一夹室，男子名丹田气海，又曰精室；女子名子宫血海，阴道之内，结束为子宫下口，可收可缩，又名子脏。仲景称脏燥脏结，痛引阴根者，皆指此而言。血管全绕，网膜全包，气血交会，为生化之大源。此唐公容①川之说也。女子七岁，肾气盛，二七天癸至，任脉通，太冲脉盛，月事以时下，是以有子。此《内经》之说也。所谓天癸者，即先天天一所生之水，西人谓之卵细胞。天癸水既至胞中，于是后天冲任所生之血，与水相应，亦至胞中。夫冲任之血，外走皮肤，内注胞中，如潮应月，一月一至，故经水至期

---

① 容：原本作"溶"，今改。唐容川（1846－1897），原名宗海，晚清著名医学家。

而下。此时贤杨如侯先生之说也。是血为冲任所主，有孕即由胎儿脐带，运以养胎，故月事不至。至产后有应排除之陈血，当选药以助其排除。尊夫人产后感风，胞有留瘀，医者总是温补，复加腻滞，不知通气疏风活血，气阻血凝，则治节闭而周身肿胀矣。下壅上溢，肠胃气逆，则痛极而欲吐矣。余思《金匮》以小柴胡为产后主方，余亦惟转其中以通其上下，以气帅血，以求运行而已。

方拟北柴胡三钱，法夏二钱，甘草六分，郁金、丹参、大腹皮绒、元胡索、苏梗、竹茹各二钱，白芷、桃仁各钱半，乳香末一钱，后下大黄二钱。煎服，吐出一蛔虫，瘀血下，恶风与内痛始减。二三日以软柴胡易北柴胡，去白芷，先煎大黄三钱，朴硝三钱。大便与瘀血俱下，热痛轻，烦渴，有微汗，脉转长大。余曰：胃滞已消，可与小剂白虎。渴未止，加竹茹、大腹皮绒各三钱，紫背天葵、益母根各钱半，茅根、小蓟、丹参各三钱，香橼三片。此类药，去石膏，约十剂外，乃渴止痛除而思食矣。脉转沉数，舌绛怠倦，微渴胸烦。余曰：余热未消，气机未展。展气机者，积者消之，着者行之，弱者助之，燥者濡之，亦可展也。改建兰叶、白茅根、旱莲草、鹿衔草、麦冬、丹参、郁金、络石藤、丝瓜络、女贞子，加西洋参几分等，再十余日清痊。

余在申，阮霭南、邝达庭之夫人，症治皆同。惟邝夫人痛垂绝，急用西药哥罗颠先救之，（哥罗颠乃治霍乱、吐泻、抽筋药水，英德药房者佳。最多用四十滴，能安脑止痛，温中疏筋。虽治标，而能救急，冷水化开，务要隔二三小时方可再服。）乃以前法治愈之。凡风寒痰湿，能闭遏，能流窜，症变最多。苟读喻嘉言《寓意草》、徐大椿洄溪《医案》者，不繁言而解。曩者①余寓澳门，水师提督之夫人，产后挟瘀感风，壮热垂死，大西医断定不治。余友冼君石泉，用小柴胡加减，三日热退尽，治愈不到两星期。

夫中西医术，各有专长，外国大医，搜中书以供参考，尝闻之矣。而学西医者，反谓中医毫无实验。此等症，彼人屡用针用药，全效难收，然则中医果毫无实验乎？抑尚有实用乎？再问病人，到底愿羡彼人之褊僻乎？抑愿挽本身之生命乎？其亦平心静气以思之可矣。

秋燥吐血兼伏暑案

孔丽川，年三十八，住上海北四川路横浜桥永利泰五金行。

孔君当永利泰行经理，盛暑因商务逾月奔驰，季秋病发，余往诊则在秋末矣。病者壮热烦渴，微喘不食，吐血盈盘，舌干红。困卧而不能起，目张而不能合。时或似睡非睡，则盗汗出，溺短便结，脉洪数。余曰：此燥甚伤其肺津胃液，中西药或太涩，或太散，未当也。

喻嘉言引《内经》"秋伤于燥，上逆而咳，发为痿厥"，著《秋燥论》，订正"秋伤于湿"，一"湿"字豕亥之讹。费伯雄谓解《经》者多湿燥混淆，惟喻公独具只眼，只论中，拘定秋不分不燥，未得圆相。因伸明燥者，干也，对湿言之也。立秋后，热气去，燥气来。初秋尚热，则燥

---

① 曩者：从前。

而热；深秋既凉，则燥而凉。以燥为全体，而热与凉为之用，须兼此两义云。固精核之言也。余谓天气有变化，燥病须察热与凉，不必拘定初秋必热，深秋必凉，乃善会前贤之意者。

秋云暮矣，而脉症纯热，肃降肺胃，宜清金保肺饮：金钗斛、南杏仁、瓜蒌仁各三钱，茜草、沙参各二钱，去二冬、蛤粉、玉竹、苓、贝，加鲜杷叶、鲜枸杞子根、冬桑叶、茅根、熟①蕤仁肉、侧柏炭各三钱，布包旋覆花、旧贯众炭二钱，煎服。另多与以生藕汁，又以汁下旧十灰散，每服钱半。三剂喘定、热退、血减、盗汗止，仍不寐不食，不能起，大渴引饮。脉转洪大，舌更全赤，如以硃砂造成。询得冒暑劳苦，已觉时有不适。其为先伏暑热，发于秋燥，热燥合伤其营液，亦可知也。

玉女煎去牛膝，用生石膏一两，知母四钱，麦冬二钱，粳米两杯，煎和鲜生地汁一杯服。奈舌赤退，次日复赤。叶天士谓热病初不甚烧，有清导之而反大烧者，烧退再烧者，舌忽变色者，是伏邪外达，甚则肢冷寒战，是正与邪争。脉无变象，则不必多疑。余仍前方三剂，溺渐长，大便秘，未思食。以润肠丸法，导其下以通其中上，是导出伏邪，滋生营液之法也。蜜浸麻仁、秦艽②各三钱，大黄二钱，桃仁一钱，皂角仁钱半，去归尾、羌活，加甘草八分。大便得下，舌色退。次日复纯赤如硃砂，计已三次，治病亦已九日矣。虽纳粥，盗汗早止，而今热汗反多，血由唾中带出，神志默默，不能起坐。药效颇迟，余心焦虑，乃

---

① 熟：原本作"孰"。
② 艽：原本作"艽"。

决意以重剂白虎与之。

生石膏八两，知母三两，旧稻谷五钱，甘草八分，另煎贯众炭、生地炭各三钱，水磨犀角尖五分，和服。越日始能起坐，不大渴，而血未全止，脉右寸关沉数，应从滋降不腻立法也。鲜茅根八钱，重楼金线、金钗斛、真建兰叶、知母各三钱，紫菀、郁金、茜草、生龙骨、牡蛎各二钱，百草霜、盐水泡黄柏各一钱。藕汁已连日必用，即以此汁送下旧十灰散，每次一钱半。十服，血全止，脉转沉数，腰足软瘥。此时宜滋水制火，健运肝肾。酥炙败龟板、大生地、知母各三钱，盐水泡黄柏、广皮各一钱，加熟蕤仁肉、川断续、杜仲、锁阳各三钱，女贞子、沙参、桑枝、百①合、麦冬、合欢皮、鹿衔草各二钱，牛膝三钱。即健步虎潜丸，加降润法，共治月余乃瘳。

孔君此后往还，敬礼有加，笃厚君子也。或谓此病全是伏暑，余曰：秋燥何尝无初诊时现状，后脉象舌色层层变化，知病兼伏暑，远因愧无先见之明，幸药随病转，病已痊愈，差告无罪已耳。又族嫂郑氏一婢，年九岁，初是风热病，迨病重，下午三时，犹能走行而领至余家也。望其色黯白，脉微散，舌苔厚甚如白灰堆满，中遍起突点，真是珍珠舌。告以必服寒药太过，变在顷刻，速与四逆汤。不信，傍晚毙矣。此舌亦是不多见者，脉症可辨，法当温运也。附述之。

---

① 百：原本作“白”。

吐血三年半月治断案

（乙丑十二月初八日著）

朱柏衡，年二十四，寓上海天潼路。

朱君与孔君丽川交好，同业五金者也。吐血三年，远近中西求医未愈，孔君荐余诊治焉。

君面赤气吁，舌干无苔，渴饮恶热，时闻嗽声，血一涌即直出。脉数动有力，而两尺显然独浮。余曰：《内经》言脉，独见者病。此肾火上冲于胃，不关痰瘀者也。前贤谓血症兼咳者多死，不兼咳嗽者多生。以肺为大气之总司，脏腑之华盖，名为娇脏，肺络引掣，上不安则下不宁焉。君吐血虽多，肺嗽未久，肾上连肺，法宜专治肾火胃热，兼清其肺，庶或得之。与之旧贯众①煅存性，研细，粥饮为小丸一两，分十余次，鲜藕汁下。方用加减知柏地黄汤，鲜生地一两，知母四钱，盐炒黄柏二钱，加款冬花、竹茹、全瓜蒌各二钱，秋石八分，鲜杷叶三片，白茅根八钱。此类药服一星期，血略少。复重用前药，去秋石、竹茹、瓜蒌，加龟板、重楼金线、大小蓟、沙参、鲜枸杞根各三钱，紫草茸、紫苑二钱（此药能引肺气降至大肠，顺大便），太阴玄精石一钱，烊化阿胶二三钱和服。血止胃强，另多饮鲜梨藕汁、旱莲草汁；兼以之熬猪胰子②汤；鲜西洋菜或南杏仁，熬猪肺汤；又制服加减剪红膏三料。由癸亥至今，

---

① 众：原本作"仲"。下同。
② 猪胰子：原本作"胰猪子"。

病未复发。

君自此厚余，尝问曰：西中更医数十人，用止血药，止亦旋发，而药多有棘喉闷胃者，何欤？余曰：此非片词所能尽，感君之意，举我所知，请言其略，可乎？西说血症，心房爆裂者不治，脑充血、大回血管破者难治，其余血管破裂者可治。与《内经》"阳络伤则血外溢，阴络伤则血内溢"，似异而意同。但一切咳嗽吐唾症，医籍分别綦详，而血溢必有其所以伤溢之原因，不求其本，非治之得者也。治法有瘀者必先去瘀，抉壅以归经；血多者，必先止血，后去瘀，留生以图治；积瘀者，《金匮》大黄䗪①虫丸等缓攻之。就检《十药神书》②，便知大略。若夫致病之何因，务宜细审，不得尽刚执解剖之形质以相绳③。单论吐血，血溢归胃腑而出，是胃逆也。而冲脉为五脏六腑所禀气，则肝肾亦能挟冲气而上冲于胃。并宜审其虚实，兼虚兼实，以清之、降之、养之、镇之，固非恃一强涩之炭灰，便无余事。观于小儿吹玩气泡然，新则气太涨而裂，旧则皮萎绉而裂，一虚一实，取证自明。

至于药，《洄溪医案》治诸吐血，如治嘉兴王蔚南，血由左胁直上，汩汩④有声，冲口而出，断为冲逆，好用阿胶、三七，或助人参少许。按《内经》，阳明厥逆，喘嗽身热，善惊，呕血，可见是症亦逆于胃经，但冲为血海，渗

---

① 䗪：原本作"蔗"。
② 《十药神书》：元代葛可久撰写的一部医药书，共 1 卷，初刊于 1348 年。书中收载了十治疗虚劳吐血的经验方，分别以甲乙丙丁等天干排序，方剂奇而不离于正，实用有效。后世刊本及增补评注本颇多。
③ 绳：约束；纠正。
④ 汩汩：原本作"汩汩"。下同。

诸阴，渗诸阳，注肾脉下行，夹脐而上，至胸中，出颃
颡①。胃逆既由冲脉上冲，滋镇法所宜用。而余历见兼气滞
者，或挟风者，或痰太胶者，不宜阿胶，即由广西田州带
回三七，效亦甚平常。现余犹有存者，惟治郑君玉田，年
廿四，因用力挫伤胁部，吐血经年，每吐必由左胁汩汩直
上，其脉弦实，断是瘀留肝逆。遵《本经》主治，以鲜藕
汁，送下田七末每一钱。又嘱瓦碗盛猪胆一枚，白蜜一汤
匙，入胆汁中蒸服（此汁能治肝胆热，呕吐血多，甚妙）。
方以紫金藤、刘寄奴、花蕊石各一钱，板蓝根、大小蓟各
三钱，鲜生地四钱，生牡蛎二钱，珍珠母八钱，连日煎服。
再制服琼玉膏，吐血断根。（二膏俱列后）医籍多载止血
方，余师杨公教余，虚症用旧姜灰，童便下（方见《赤水
元珠》，余有时以秋石水代童便），普通则用旧十灰散。余
友黄君登云教余，虚实上下，都可用旧贯众炭，曰：周有
和缓，医之令名也。廉颇思用赵卒，用其所亲练也，维药
亦然，言通而正。即如前半月，余外甥妇何鲍氏，孕三月，
误食破血物堕胎，晕厥，血流盈席，肢冷脉微，急须提摄。
余以生箭芪二两，当归四钱，醋炒焦荆芥穗、炮附子各钱
半，旧姜灰一钱，旧贯众炭三钱。一剂血止晕定，略口干
腹痛。去荆芥、炭、灰，入白薇、泽兰各钱半，丹参、茅
根各三钱，乳香末六分，减归、芪大半，三剂已痊。单方
治血崩，则煅研极旧毛毡帽末，用过最良，此类不能殚述。

　　查贯众，徐洄溪谓其生于阴涧，最得天地清气。余见
广东人家炊爨②所烧芒草，芒有多种，茸生涧谷而大种之

---

① 颃颡：咽喉。
② 炊爨：烧火煮饭。

根，即是贯众。形纯似大血管分布小管之形。味苦微寒，能解热毒，辟时疫，化骨哽，杀三虫，制三黄，化金石，伏钟乳，发痘斑。王海藏快斑汤用之。又止崩带，破癥瘕，治产后气血胀痛，是化瘀解毒软坚之力甚大。煅存性，则寒破去涩力存，不留瘀血而活血归经，故用之多效。举此一药，便知杀虫灭菌，中药亦多有此效能。惟是炭灰止血，余究以为是治标药耳，其收全效，仍在治本，如不治肾火，君不能愈也。君脉乃六阳，赋禀本厚，立心已善，慎加保养，天能无锡①以纯嘏遐龄②耶？君曰：善哉！今闻先生之言，而知养生焉。

加减剪红膏（此方杨公所抄示，因屡验，曾录于福州俞如夫人前案。今又验，故再录加减法也。）

生藕四斤磨汁　留皮去心雪梨四枚磨汁　红枣去皮核廿枚　柿饼去蒂核四枚　鲜荷叶三片　鲜茅根八两　莲子带心廿粒

以上系原方。今去莲子、红枣，加鲜茅根作二斤，麦冬四两，知母八两。先以水一大瓦锅，满水煮荷叶、茅根，去渣，入柿饼再煮，后入梨、藕汁，缓火熬成膏。每日二次，每次一汤匙，兑枇杷叶膏一汤匙，或再和些开水服。因朱君燥甚，故如此加减。若肺胃虚燥，可加参须一两，沙参、百合、淮山药各三两；肝肾虚燥，可加生地一斤。惟此膏与琼玉膏，有外感时，均须暂停勿服。

---

① 锡：赐给。
② 纯嘏遐龄：大福高寿。纯嘏：大福。遐龄：高寿；高龄。

琼玉膏（申先生方治虚劳干欬，有加沉香、血珀末各一钱五分者。）

生地黄四斤（须以鲜生地取汁，称足四斤）　白茯苓白蜜二斤　人参六两

先以生地汁，同蜜熬沸，将参、茯研末，入前汁和匀。以瓦瓶，用绵纸裹十数层，加箬叶封瓶口，入砂锅内，以长流水浸没瓶颈，桑柴火煮三昼夜，取出。换纸扎口，以蜡封固，悬井中一日，取起，仍煮半日。汤调服。

徐洄溪先生云：此方，别本制法各殊，此为血症第一方，除此未有舞弊者。又干淮地四斤，浸透，可取自然汁一斤。若浙地，则十斤只可取自然汁一斤，须三十斤，方可配诸药。故修合之法，须随时随地变通也。今宜清宜降，余减人参作高丽参二两，白蜜减作一斤，沉香末只用八分，血珀末则用三钱，合记于此。

遇安斋证治丛录尺牍门

复如皋李君慰农书

　　辱赐书赠报，报文精核，书语低徊，令人动感。论先夫人前症，似属阴亏。大抵虚劳病，须以内外因分其病原。酒色无度则伤肾，饥饱劳役则伤脾，形寒饮冷则伤肺，忧思郁结则伤心。怒固足以伤肝，而其人沉默寡言，遇事拂意，隐而不发，则郁气亦伤其肝也。一种病后失调，又一种父母遗传，又一种花柳留毒，都能致此。此俱内因。外感风寒温热，治之失当，留邪致病，即徐洄溪谓伤风不醒便成劳之意，属于外因。其兼内外因者亦有之。至于并不见血，只吐白痰，中气之伤已甚，单论女子，《内经》谓二阳之病发心脾，有不得隐曲，治此宜归脾汤加减，此等得之心情境遇为独多。福建世好郑幼兰，治劳伤痰饮，名冠全省，治痨多取裁于葛仙翁《十药神书》，而其用药，轻重化裁，非常细密，得名固非倖获者矣。

　　弟学识浅陋，自经世变，万念尤灰，非周小农先生力导，万不能槁①木春萌，抽芽引蔓。然自念病情万变，活法在人，差以毫厘，谬以千里，故以函报论治者，便不敢浪言。即如某君，言其母夫人，遇夏畏寒，喜食水果。夫阳居大夏，大热内蕴，则阳气不能传达，外卫于皮毛。李士材治一藩王，盛暑重裘，知为内热，治以寒冷，重用石膏。王肖舫君，问守宫治瘰疬，生吞其骨，怕否有毒？弟在闽粤，常见以粥皮包全条生吞者，并无见毒，但未知其能否见功。此等具不敢以悬揣而答，恐贻谬误耳。林公琴南，弟少读书，与九舍弟举福建乡榜名蕲②，及侄甥辈，俱受业其门近二十年。公在北京，为各大学教授，兼译说部，鬻③书画。弟曾在京叩谒，犹是精神矍铄，光澈神霄。先生问及之，得毋亦在师门世谊之列耶？

录李君再来书

顿奉还云，读之足为一篇虚劳论，名士著作，自是与众不同，特付刊报端，以公诸世。且先生兼有答王肖舫等问，尤必披露。晚于畏庐先生，为私淑弟子，曩者从其函授国文，较之先生亲炙于门者，远愧弗如。去春先生并绘赠扇面，尤为铭感。

近代医学，荒谬已极。晚来别业，适佃妻患乳痈，乡间易医多人不能愈，每日厥数次，而医又不识，委为祟病。

---

① 槁：原本作"稿"。
② 蕲：求。
③ 鬻：卖。

晚为立柔肝滋阴之方，如元参、生地、白芍、牡蛎、冬青子、旱莲草等品，一剂而愈。肿处用活鲫鱼与芋子捣敷，以穷乡无山药，故以芋子易之，特附告。

又贵省陈修园先生诸书，立论颇正。惜用药喜温燥，为世所病。实其时大水，非燥药不为功，是为时所囿，非先生之偏也。

狂谬之言，先生以为然否？暇时望努力著作，以惠医林，是所至幸。

复周小农先生请记杨公来仪治案书

（上略）谆催录寄杨公救治虚损垂危记，爱人以德，孚及愚顽，拜手铭心，殊常感动。窃谓风劳臌膈，为医门杂病第一难症，其次五饮，皆喻南昌所特长。自古经训，除俟后贤引伸外，即晋唐后明医著作，亦有得有失，学者只可舍短取长。喻南昌、徐洄溪有超悟处，无太疵谬，已算大醇。今观喻公，论虚劳病原，详列脉症，直推至蒸热传尸，此乃真知疗病。其论治上宗《金匮》，再归本秦越人论虚损，注重脾胃，顾中气而不滥用苦寒，如有外感，则取李东垣补中益气汤以轻扬之。又修改朱丹溪治阴虚方，条列各种清阴滋水，不致有蕴虫瘤疾留瘀之虞，诚漆室中之一大火炬矣。惟秦越人论虚损，损者缺也，缺则宜补。上损虚而感寒，可见有由外邪致病者，由心而胃，则病极重，初治正宜顾脾胃之阳，取法李东垣补中益气汤。若前论及阴虚病，顾脾胃为主，另宜参取活法，以轻疏药导达外邪也。若陈修园治阳虚，谓虚甚而有火，直是龙雷阴火①，非以扶阳药宣五脏之阳，不能如太阳一出，阴霾全消。彼固说阴阳交媾，扶阳即所以顾阴，补火即可以致水。今观于西人制造厂，苟非蒸汽电力，其何以发动机器，运化质料，而使制品完成？则陈说正非无理，第病是虚损，不得混名瘵病。而杨公酌宜救治，亦不尽是呆板工夫。故追述前情，必将当目实事，记真曲折悉备，方有补于考参。即余诊治他人，苟非记忆真详，可以从实说来，对病家查问者，不宜著案，否则骄夸恣肆，直为无忌惮之小人，先生其何取之邪？鄙意著案，须连杨公教授方法列入，既志渊源，又省再渎。今虽暂未着笔，总必拟就，赶速寄呈。勿念。

按：虚损号称难治，惟中国能知治本，多有愈者。袁桂生君之尊翁，幼年患血症，治愈，嗣虽屡发，亦臻上寿。曾求袁君，刊其治验。今刘君亦是虚损，年逾花甲，已允追录治效，望袁君亦亟录出，以公诸世，至为感切。

周镇谨按

又答屡论中西药合用之有碍书

（上略）凡治病首贵识症，次贵用药，苟未识症，或未善用药，虽谓目藏日月，手玩山河，试问有丝毫裨益于病人否乎？念自与先生订交，每承问，皆言用药不必论中西，只求见效，非必中西合用必效，中西分用则不效也。若取西药之性平力薄者，与中药合用，固未尝不以为可，但剧

① 龙雷阴火：肝肾里所藏的阴火。龙火，指肾火。雷火，指肝火。

要药，则未便与中药同用者殊多。彼中国医书，不尝言有十反之诫耶？且深知学问无穷，从未作一骄夸语，独言中医药学之薄有微长，何也？人以他人之生命试药，弟以自己之生命试药。药经万用，周接良师，三十余年，不觉而吾身已老。是以谓弟学识未到，则深服；如谓弟论药未明切，则未服。此外，他人种种学问，苟有实用者，敢不拜手推崇？只有中西药，历受诸大西医，痛诚断断不能合用。又有太过癖嗜西药者，于亲友，见其滥误者颇多。故向于西药，固有用时，而非系久经实验，并深知其功用节度者。且付诸未达慎尝之例，况敢以之与中药，率意①混而合用耶？先生亦不必再论矣。

又复请著《国医宜融汇各家勿偏一派论》书

尊嘱评议柳君方，并征求著《国医宜融会各家勿偏一派论》，语长心重，木石感怀，不敢不勉。弟②少年重病，得良医幸愈，而生平信手拈书，医非专学，则仅能就显传之经训，名贤之著作浏览之。故合杨公所教，随时所得，综计其专向而笃嗜者，不过二十余种，药物最信心者，不过百余二百品。尤好读古人论说之文，无方之书，新书新药，则在乎其外耳。苟非如此专向，断难求心得实验焉。大抵道学医学，唐以前，各守师承，而经训之赖以保存不少，及道学派分于宋，医学派分于金元。大师因病所宜，

---

① 率意：随意；轻率。
② 弟：原本作"第"。

因地所居，因时所遇，原无偏执，后人偏而宗之，遂成为派，岂得咎前贤为误后学耶？一温升，一滋降，一攻破，一清寒，滥觞①积弊。明清大高手，寻源返本，乃重追古训为依归，大彰法理，其闲流于偏驳者有之。叶天士乃详立治温热病、虚劳病法门，时人谓之苏派。总之，好温补者，知驯少火；好补阴者，知运中枢；好刚散者，知有时邪；好攻清者，知求节止。斯乃仁术，但欲将各医集一一详举，则不特弟之荒陋，即聚天下大医于一室，恐有所不能。近代不乏文豪，惟清代袁公子才，性至通而自然有节，文字拗折使气，顿挫取神，集中古文骈体尺牍最佳，弟所私淑。古文兼取宋陈龙川集，唐陆宣公奏议，诗好高渤海、岑嘉州，而宗始寻源于汉魏。以袁公之博学，论古今诗文流弊，亦仅条举大略，又说文人不可谬夸淹博②，挂一漏万。《书》曰："若涉大海，其无津涯。"袁公不亦长言之乎？清纪文达公自言：自十二岁至老，非有故未离笔砚。通博非余敢望，而痴嗜略似之。今则忧患余生，又逢离乱，慨伤时局，心绪不宁，到沪两年余，偶有论述，多由诸君下问，或偶自感触。如必欲征论，俟乱定回寓（时走避战祸于愚园路），本诸曾见过，能记忆者勉拟之。俾善温补者，须识顾阴，擅滋养者，须兼清活，以弭学者执一之偏，庶不至若冬无夏，若春无秋，贻人殃害也。蚓唱蛙鸣，无暇多计，姑献其土壤细流之微薄云尔，请姑待之。

陈同甫，名亮，志士也，宋南渡，有上高宗③皇帝十万

---

① 滥觞：指事物的起源或发端。
② 淹博：渊博；广博。
③ 据史料，此处应为南宋孝宗。

言书，见《龙川集》。盛唐岑参，仕嘉州刺史。高适，字达夫，代宗时封渤海侯。论者谓高岑与李杜齐名，岑能出奇制胜，开豁醒快，如听河朔豪杰说话，入耳朗朗；高气体颖迈，格律苍厚。唐代诗人之达，惟达夫云。

又答推详教育部①批驳事

昨接示函，与陆晋笙翁京函，谓教育部批驳中医加入学校系统，于国粹国情国货，尽行丧失，现已力争不得，可否有人能向教部圜转等语，闻之殊堪浩叹。但愚父子暂未入京，情形隔膜，而事关天下万世，亦自辗转关怀，立即以此数语复上，谅达到矣。适晚上大小儿伯材来舍，与之谈及，据答凡文必对题，方能中式。各报载教部批驳，谓中医不合教育原理，并非谓中医之无用。原理者何？谓由浅入深，使学者循阶而升，登于精进。今教部当事诸君，诚如陆晋笙翁言，未必习过中医，而更欲其选某种医书为初级，为中级，为高级，使之合原理而有统系，岂不綦难？纵起一节略，交总长，交总统，仍是发司核议，恐仍坚持前说。此时进行，宜从医者自编初中高大各级课本，倡设专校，循统系教授，使学者医学渐进。一面呈请核定课本，查视专校，自然欲不加入，而有所不能。观于日本，商科只准设中高校，诸大博士，与文部省愤争不已，总不准设一国立商科大学。迨大正年间，即中国辛亥革命军兴之年，学者程度已足，一请，政府当轴立许，文

---

① 教育部：原本正文标题作"教部"，据目录及下文改。

部省亦不复争，可为前例。至虑中医澌灭，似不必虑。观于日本严禁汉医，东西京，各大埠，固不准挂牌，而乡落间禁者自禁，医者自医，未尝窒碍①。若汉医书籍，京省多有，且有存藏书楼者，有取而研究之者。况中医垂五千年，历代医师，日事研究，日有著作，历收救危拯急之实功，以习惯见效之吾民，未必肯舍生命而趋死路也。吾国天时地气，饮食居处，与外洋不尽相同，则中医之特长必非西医之特长，尽能掩盖也。中医又何可不自图循序精进，而先事彷徨也？

又寄一序一记拟草书

（上略）弟今已拟成一《遇安斋证治丛录》自序，一实言杨公救治虚损垂危案，表恩师益友之爱忱。自念海内知交，曾见治验者，士流不少，如能著录些少验案，先生望我将来或能留久远，似未绝望，但不宜繁琐，免各医案登出，被人黄茅白苇②，千篇一律之机弹。物孤思伴，人老思传。前人谓存人文字片纸，胜于救人一命，先生信有之矣。惟现在科学世界，正恃改良进化，以抗西医而存国粹。以弟三十余年所经，知西术纵使飞天，若六淫，若痘疹，若阴疽，若跌打，若邪入阴分，若妇科产后症变，若幼科慢脾风，若诸虚应用大补药等，必不能与中医抗衡。

---

① 窒碍：阻碍；障碍。
② 黄茅白苇：连片生长的黄色茅草或白色芦苇。形容齐一而单调的情景。

可以决定，以彼外邪内邪，虚热实热，真未分辨也。现在医界，必须顺应以对潮流，研精以求进化，苟系玄冥苛细之谈，秃笔难诠之说，到各大志上中西汇通，即中医论说，必有舍却一部分之日。弟年老呆弱，请先生试目俟之。又历验中药制成药水，于六淫病法取轻疏者，制过极难见效。想来还宜改良，以免天演变化，利于彼口耳。抑有进者，自古成名之士，纵非全璧，自有特长，非审慎不能辨症，非精敏不能用药，非坚决不能救危。倘或自视太高，自任太过，或所好太僻，执拗太刚，又其一弊。盱衡①今古，潮势迁移，立说著书，百家杂出，此战国文艺竞争之时代也。政学两偏，盈庭水火，北宋党派竞争之时代也。食古见隅，眩新忘本，民国医学竞争之时代也。然理真何恶于两存，集思乃裨于广益，惟有征诸实际，各摅所见，使实效著则其学自昌。彼嫉妒其心，以致褊棘其量，骄扬其貌，操切其论者，胡为乎？亦未免见笑于天下矣。老子云："人法地，地法天，天法道，道法自然。"余以为万事纯贵自然，返诸己，施诸世，顺吾心所安而已，矫揉做作，非惑欤？

又报告医录将付再版书

近尊示一一答复，谅已②省览矣。现俟摘著暑与温之有别，并温邪外袭内伏，顺传逆传，连伤寒各案著成《证治

---

① 盱衡：观察；纵观。
② 原本中为两个顿号，据文意疑为排字之误，改为"已"。

丛录》，便可付再版。是《录》呈请内务部，给与著作版权，已批准给照。念自壬戌到沪，先生先礼施函，结缘文字，继以海内外良友，驰书下逮于颛蒙①，因得此生平之实录，仅堪覆瓿②，敢跂③千秋？面诸大君子督促期望之大忱，每念及辄怦怦心动也。嗟乎！弱质嫔然，生逢梦乱，楹书散失，避地迁流，家园伤怀，有何兴味④？固未有豪情跅弛⑤，号通颖以鸣高，又不敢苟细诛求，箝古今而自是，惟是徒陈一得，能见几何？仅奉所知，还呈政教，匪买山之至言，乃条对之劄子，宁名著作而诩传世耶？昔宋赵韩王以半部论语治天下，自是间出之绝世大政治家。然西大儒论学，果真理，则师若弟不必尽同，医科则天时人地之变迁，发现者不嫌于研究。既欲保存国粹，沟通中西，则此理应人所共知矣。诸葛君一生惟谨慎，晋王濛性至通而自然有节，前徽未渺，景仰高山。至于摧毁中医，覆宗忘本，不平心以求中医理论诊断疗治之所长，其谬戾更何容渎说耶？今虽见其见，事其事，言其言，而荒略恐流于疵谬，想良友当有以教我焉。

又报告侨美中医当今实状书

前高丽人、日本人、美侨等，叠函问再版《遇安斋证

---

① 颛蒙：愚昧。
② 覆瓿：指著述没有价值，只足以盖酒瓮。
③ 跂：抬起脚后跟站着。
④ 味：原本作"昧"。
⑤ 跅弛：放荡。

治丛录》归何处出售，因未出版，历将各原函，寄商先生答复，均已遵教复去矣。弟世好李文枢兄，奉政府使令，前年赴英美调查币制商业，昨回国抵沪。来访，谓其表妹夫陈君润泉，在美郎必治埠，住美利坚大道，久以中国诊断法、中国药，为美国人、泰西人治病，成效卓然，积资巨①富，以诊务忙，托找一学徒相帮，已于由美启程之际，连函寄大埠劝三小儿又荣前去。前在美曾偕家眷，寓陈家三月余。该地清河环抱，花木扶疏，淑景和风，怡人心目，外国富家有病，多往寄居休憩也。陈君心术品行纯朴，且侨美以中医致富者，何止陈君一人。苟往美，在在可查，是以力劝又荣前去，仍宜由家中加函催他云。但吾儿学堂尚待毕业，俟他日有信回家，方知肯去与否。先生深推厚爱，事又关吾儿学医，并可实证侨美中医当今状况，敢以告焉。丙寅三月十六日上。

按：美共和大国也，文明而富盛，甲全球者也。侨医以中法中药治西人，非实验焉能致富？是西人方信仰中医，而刘先生前谓美国人多服中国药，回非虚语，乃国中人骛新忘本，欲置国粹于覆亡，是诚何心耶？或夏虫不②可以语冰，井蛙不可以语海之故耶？怪事殊堪慨叹，想吾国中同道闻之，亦必同声浩叹也。

周镇谨按

再者，侨美中医，俱自带中国药物备用，以之治西人而致巨富者，向所多闻。今不论其他，只论李君亲友，除

---

① 巨：原本作"钜"。下同。
② 原本此处多一个"不"字，今删。

其表妹夫陈君润泉外，尚有杨君菊坡，在京十雪地，即李君姨太太之谊父。尤奇者，李友苏君瑞生，随其弟渡美，在大埠以医为生，适治愈架拉科尼总督重病，总督为之题匾[①]登报，其业大昌。美医妒之，以其无学堂文凭，无政府执照，控于官，拘去。不两时，全埠哗然，中外绅商，联呈保出。有邻埠某，涎其富而欲假其名，求允苏在邻埠挂苏医牌，每星期苏到一巡，某实代其执业，道亦大行。西医更嫉甚，控官拘去。不数时，西人聚众，汹拥入卫，哗噪曰：我们不识文凭不文凭，执照不执照，只识我们有病，无一能普救众生之良医，而服苏先生药辄灵，立须释出，断不能失却一救世主，危我们性命之安全。官无法，迫得准释。自此，苏与某坦然无阻，执业自由矣。李父庆山翁，为旧金山创办东华医院大善董，世代侨美，故所言无一非实在情形。且吾儿亦常由美有信寄家，可问可查，决不能任人肆口夸张，遽想无征而共信。述此者，聊以证明中医能愈西人之病，方相信服，回非蠢废无用之弃材耳。此外，并无他意也。

复时君逸人自述医学书

两示，一寄沪寓，一登杭报。具见行之以健，受之以谦，不禁喟然叹曰：言此者其知道乎？夫四大之内，惟我独尊，佛者言也。而各国有各大教主，中华则孔圣特峙于五洲。是故人无万能，学无止境，德不修而学不讲，孔圣

---

① 匾：原本作"扁"。

犹自忧之子张论交，曰君子尊贤而容众，嘉善而矜不能，我之大贤欤？于人何所不容，我之不贤欤？人将拒我，如之何其拒人也。当拙序拟稿时，叠见贵友与先生书，聊登杭报，于当世医界名贤，似此深造，已属难能可贵者，皆鄙人平日所敬服者，多加訾赘。《诗》曰："他山之石，可以攻玉。"自伸其说，各道其实。诸时贤究亦何碍于人，以先生之明，尚未见与人为善，平心论正，窃尝疑之。今读示，乃知非放任而不言，乃忠厚之留余耳。鄙人于尊著《中国诊断学实用》序中称意推扬，良以医者诊断时固有工夫，而诊断前、诊断后，亦未始无工夫，诸科学基础既坚，则诊断时自无微弗显。《内经》云："知其要者，一言而终，不知其要者，流散无穷。"尊著先节叙详言，未谓临症宜神识意会，勿徒泥于迹象，固《经》之所谓"知其要者"矣。著书且在七年、十年前，士别三日刮目相看，矧①兹十稔，则先生之谦光受益，健进无疆，可想而见。《书》曰："木从绳则正，后从谏则圣。"鄙人方恭仰之不暇，又何不谅之有耶？勿疑，勿疑。

复日本丰桥市安洛俊君书

天降朵云，来从海外，溢情重许，受宠怀惭。猥以鄙人生小孱躯，淹缠多病，学医自卫，性命苟延。即《证治丛录》之稿积成，亦是多承海内诸君子之咨询，薄陈管见，非敢谬称著作也。乃先生竟誉以希世之珍，连城之宝，心

① 矧：况且。

感者固深矣。其如自问殊无长处，不足以当何，然而效颦①
献丑，思为悦己者容。中日以同种同文，倍加亲善，先生
复以斯文一脉，远证心源。拙著再版付刊，定当奉告，暂
且未能呈教，希维谅之。

---

① 效颦：意指不善摹仿，弄巧成拙。

遇安斋证治丛录诗歌门

遇安斋医录后缀诗小序

尝闻人者，有感情之物也；情者，无界限之物也。稽诸往昔，诗赋骚词，思妇劳人，畸零孤愤，感于时变，触景讴吟歌也，有思哭也。有怀上入风云，下传肺腑，又有殊勋盛典，献颂敷词；证道高人，寄言入悟；别有良朋，千里异地，迁流心曲。如闻梦中，识路遥深，如此斯亦大雅所不废者矣。若夫医籍，张景岳为鲁藩无子，教以修养歌《月月红》，徐洄溪善唱《道情殿》，诸医编之末，先民有作成例可援。余也拈韵写怀，信笔书成斯《录》，亦缀加一二。陶渊明《饮酒诗序》云："既醉之后，辄题数句自娱。纸墨既多，辞无诠次。聊书之以为欢笑者是也。"然而，弄翰挥毫还吾，故我心声天籁自足，鸣其一时意志之所在，况复脑筋不换用则枯，苟有余闲，寄兴于花木禽鱼。诗歌辞赋，何尝不较别种迷欲为优，世有通博诸贤，当不至以书痴见笑也欤？

丙寅秋月自序于海上遇安斋

和安徽歙县胡君天宗五十自寿四七律

知命冲然度岁华，多君俊逸冠云霞。

霍山秀毓元文起，歙水芳流世泽遐。

肘后有方长葛岭，圜中无碍隐君家。

河阳不羡桃千树，遍看园林种杏花。

年来西法已徂东，解剖矜奇汉学空。

搦脑本存疗髓术，涵肠岂乏补天功。

猎医因病惟惭我，载笔修明付与公。

况有兰台群结社，重光灵素照鸿濛。

山河梵泯叹田彭，幻泡沉观气渐平。

良玉孔怀犹隐恨，明珠在掌莫伤情。

爱移孤女传三史，书教佳儿满数楹。

分占秋容兰蕙秀，幸承甘露润仙瀛。

舞袖筵前笑郭郎，登台耄老更郎当。

戟门罢听衣冠戏，泉水专留井脉香。

靖节自存饶晚菊，隔垣洞见拜长桑。

周星每纪人咸活，应到颐龄上寿觞。

胡君征诗原序，怆于世变，弃官医隐，四弟已亡，遗
一孤女，家存弱嗣，犹盼成童，其言沉痛，今和以慰之。

张生甫先生六十征诗赋赠

先生慈溪人，厌乱弃官，学道隐于医。生于正月十四日。

书画船中引钓纶，飘然组解宰官身。
衣冠傀儡羞为伍，经范轩岐总活人。
耳入有通皆顺道，心生无着不成春。
上元开甲桃初熟，香采慈溪雨露新。

喜裘君吉生医集告成诗①

白柳苏堤啸咏闲，上池水洒洗尘寰。
笋舆奉母春长在，宝洞求书日不悭。
入梦定知来俯拜，施仁随念抱痌瘝。
公家旧有贤文达，辉映湖光第一山。

关捄生封翁与张夫人五十周金婚庆典赋寄

五十周天咏好述，如公福德几生修。

---

① 原本正文标题为"裘君吉生在杭州西湖设院施医遍搜名医孤本三集告成喜而作此"，据目录改。

金婚花独筵洵美，玉树珊瑚网尽收。
内则共知从此学，人师已得更何求。
红梅初放园林暖，月渐当中照并头。

于飞占兆凤雏翔，大衍期逢笏满床。
日喜阶庭兰蕙秀，春深河水荇丝长。
神仙携手楼居好，眷属能文史籍香。
愧我云天人万里，螺舟迟到愿称觞。

陈濯江蕙秋兄召饮即席赋谢

（兄曾入京师相访又力劝刊印拙著者也）

交谊曾从总角论，侠游裘马记前尘。
玉山笼罩风华甚，犹是濠梁蕴藉人。

花萼双辉五凤楼，弃从高蹈薄王侯。
银灯照澈当筵处，却忆京华月夜游。

和邓君瑞人南阳小庐诗①

邓君瑞人，自乃兄壮节公，中东之役，甲午殉国，弃官厌世，流寓湖山。新从西子湖边，构筑南阳小庐。赋诗征和，聊成拙句，以慰其情，而亦自鸣其意云尔。

---

① 原本正文无此题，据目录加。

江浙钟灵山水传，西湖名胜更清妍。

人生只合杭州住，葛岭苍茫好野田。

壮节孤捐七尺躯，原鸽握爪痛相呼。

当年十万良家子，曾否烟波认钓徒。

小筑湖楼傍六桥，溯洄一水泛轻桡。

何当杯酒供吟咏，却把胸余块垒消。

劫炉灰飞石鼓鸣，白云苍狗叹浮生。

岂徒放鹤亭边客，独抱幽怀寄远情。

挽董君荫轩①

董君荫轩，清风亮节，刚直不阿，前充众议院议员。国会横被解散，迁粤护法，复集京师，竟以贿选，拂意南归，忧愤逝世。赋此以表景怀。

丹阳鸣凤产名人，众议于今有轶闻。

立法但知权国是，标清不肯附光尘。

车回拂袖还初赋，贿选辞金任客瞋。

三策汉书详列传，江都遗直绍贞珉。

程公开府赞良规，万汇昭苏庶事熙。

---

① 原本正文无此题，据目录加。

遇安斋证治丛录

峤岭迁流争护法，社团绣像累抽丝。
松高节劲参寒雪，莲远香清濯碧池。
北海闲临鹅鹤满，西斜凉月照藏碑。

哭关拢生翁

忽闻哀讯泪潸潸，垂涕涟洏满袖间。
濠镜初探南学海，都城重拜北恒山。
秭园子妇编年表，华尊徐黄竞画娴。
腊鼓催将维改岁，也曾鱼雁度津关。

南来申浦访苔岑，开径相延诉悃忱。
时事每嗟公怆语，故园犹系我伤心。
回京尚有邮传使，话旧今无秉烛吟。
此去海山归处远，天高惟月屋粱临。

答京师诸友谈时事

蜗角蚊巢几战争，刹那得失听纷更。
随时赏领三春色，不乱安怀万物情。
旷远山容开画卷，潆洄湖信寄诗评。
我心亦匪如顽石，点首看人又一枰。

题遂予十弟水月竹遗卷

水石萧疏淡晚烟，犹留斑管鬪婵娟。
篲龙欲上凌云起，巘凤喈鸣转露圆。
节净六尘通秀骨，胸饶千亩洗馋涎。
潇湘对影人何在，碧草清池想惠连。

赠同学李慰农兄

耿耿元精贯紫宸，畏庐儒教起南闽。
谊联坛席同宗主，分在天涯若比邻。
道德溯源濂洛上，文章宜与史班伦。
闲来商订岐黄学，借此鱼鸿证两因。

棹上白莲

案头花在钵，翠叶叠青钱。
悟可小寓大，观宜远益娟。
濯收新过雨，香净坐禅天。
出水湘瓷洁，通中慧性圆。
我持如是说，胡尔羡清涟。
罢读濂溪集，支颐赋爱莲。

咏葡萄美酒

（为友人酿酒而赠之也）

嘉礼联欢始合成，杜康肇造古知名。
连棚马乳枝头簇，尽可烘炉寄赏情。
酒采葡萄捧夜光，张骞移种入敦煌。
中清何羡西珠树，好句微醺诵李唐。

赠歌者李雪芳

（此即所称"北梅南李"者也）

冷韵晶光照舞台，红梅妆卸李花开。
江城玉笛无双谱，遍数梨园此占魁。

一串明珠绕画楼，娇圆清脆啭歌喉。
灞桥何事骑驴去，笺为新词燕子留。

题陈颐鼎画史绣临水赏春图

画史名高仰建瓴，南楼桃李遍门庭。
上元弟子亲题署，花鸟家传秀水灵。

绛树风开玉露滋，赏春犹复妙临池。

桃花源水鱼儿活，始信毫端有化师。

咏耐冬①

北方有耐冬，京津沪渎遍访未见，近闻产自山东劳山②，花似茶，小而密，色殷红而叶似桂，与王渔洋香祖笔记所说同。

闻说劳山冷雪中，殷然绚出一丛丛。
岭茶比美还差小，林桂流丹更艳浓。
劲节傲他寒岁友，余霞飞入上清宫。
风华盖代王文简，考古知名照海红。

录张君必达锦上添花记

昨午后，刘公蔚楚招余赏花。至其庭，盘列两株，均高三尺。一分六枝，着花四；一分三枝，着花二。皮滑，叶尖长，径尺许，色深绛。先由叶端抽一长梗，袅曼下垂，近梢复挺而向上，结花。仰如盂，绰如莲，莹如玉，香风流溢，隽洁超尘。属酒清谈，用怡永夕，不可谓非眼福矣。问其名，公曰：此即昙花。说于佛经，产于印度，入中国，惟传植于南闽。故将军徐树铮在福州号称建国军政府时，

---

① 原本正文无此题，据目录加。
② 劳山：现多用名"崂山"。下同。

曾移数株至沪。见者叹异，象其形，竞呼为锦上添花。但性甚畏寒，土候不宜，辄多枯萎，未知今有存否？清咸同间，同乡何霭臣世伯，寓南台，筑园曰碧琳，传有此种。花着于初秋，开时盛于酉戌，徐绽徐卷，夜深而罢。霭伯令孙雪生，前月寄赠两株，因有如是观也。余喟然曰：《法华经》云："佛告舍利弗，如是妙法，如优昙钵花，时一现耳。"故昙花一现，成口头禅。自军阀以欲望战争，世家之广厦名园，珍玩异物，灰毁者胡可胜道。嗟乎！弹指浮华，屈伸臂倾，氛埃梦幻，脱悟何人？而碧琳园几阅百年，何君更能于先人手泽，护以滋昌，分而赠友。是不特风雅之俊流，抑亦克家之令嗣，则斯花呼以锦上添花也，固宜。

录古人应璩卫生防患二诗

三叟

古有行道人，陌上见三叟。

年各百余岁，相与锄禾莠。

住车问三叟，何以得此寿？

上叟前致辞，内中妪貌丑。

中叟前致辞，量腹节所受。

下叟前致辞，夜卧不覆首。

要哉三叟言，所以能长久。

杂诗

细微苟不慎，堤溃自蚁穴。

腠理早从事，安复劳针石。

哲人睹未形，愚夫暗明白。
曲突不见宾，焦烂为上客。
思愿献良规，江海倘不逆。
狂言虽寡善，犹有如鸡跖。
鸡跖食不已，齐王为肥泽。

　　璩，应场之弟也。场，曹魏时人，与孔融、陈琳、王
粲、徐干、阮瑀、刘桢，为建安七子。少博学，好属文。
明帝时，历官散骑常侍，后迁侍中大将军。典著作，去今
数千年矣。而今人日言卫生防患者，不必远稽《灵》
《素》，此诗固已言之。钟嵘《诗品》云：应璩善为苦语，
指事殷勤，雅意深笃，得诗人激刺之旨。不诬也。

自题松筠岁健图

木石藏云润，松筠傲雪寒。
东瀛三岛地，收入画图看。

　　客有归自东瀛者，盛谈蓬瀛三岛，花木幽秀，山水清
奇，并出多幅画图相示。亚洲之日本，与瑞士齐名，固也
信也。余神游目想，即取一小石山，摹其一景，记以小诗，
留为清玩。
　　前题松筠岁健图，乃浑写大意。今再即景得句，又以
石仿中国数图，系以小诗，使日本不能独夺亚洲之秀。生
其土者爱其国，大雅君子，岂有诮于米颠之顽僻欤？

又题七律①

翠竹苍松倚石泉，杖藜扶到水亭边。

海榴欲放花思笑，野鹿闲游草未眠。

屋隐一溪丛树里，经谈邃舌太初前。

东方不是钟灵淑，那得秦皇总羡仙。

题盘山静寄山庄图

离怀静寄慨飘零，禾黍连畦野菜青。

有幅画图良可喜，楼台依旧对山亭。

题唐伯虎野屋平田图

结庐偕隐买东山，犬鹿驯随两自闲。

苔匝渡桥将绿绕，麦柔排浪送青还。

题唐伯虎江村水屋图

近水村庄屋几家，江榴湄柳半开花。

涟漪养到千竿竹，交绕清流翠影加。

---

① 原本正文无此题，据目录加。

题董北苑秋山行旅图

蚕丛螺转势纡徊，俯瞰溪流抱石台。
最是入山泉水洁，佣儿贩妇也清才。

赠章医师洪均歌

岩洞邃，溪流漪，新安好山水。昔者梁武帝，卧治诏徐摛。淑气所融溢，幽人特钟之。苞符元命孕万有，吟坛巨子精于医。骀宕和风拂槁木，赠我七言绝句十有四，五言排律八十八韵诗。龙涎焚，盥薇读。数点天地心，梅花香满屋。珊树交枝柯，丝机圜杼轴。歙波溶静绕黟流，竟贡明珠三百斛。不然，使终古不产此奇才，岂有大造灵光甘隐伏。我今读诗章，情重语且长。有如元白梁州远，梦承恩寺醉春芳。津津说与老妪解，神思凝合肝胆将。连篇读至法律细，运裁钧绾工放藏。悃忱郁突诉骨肉，如登江草浣花堂。龙文健笔扛九鼎，如随右丞对庙廊。高寯如擢彭泽菊，建安七子惟滥觞。论医狂澜起砥柱，手抉云汉扶农黄。上溯秦汉以前四大典，魏晋以后精粗别择加簸扬。如吹邹管破寒沍，如乘骐骥归康庄。群言淆乱衷诸圣，千百年眼日月光。煦润育物被小草，露垂五邑生毫芒。惠泉水，绩溪楼，涵洪化，隐朱周。虚谷翕受广，鸣鸟声气求。愿言晤幽人，傃待黄山游。黄山古松千万状，青蒸天盖横苍秋。诡异森博肖刻划，岂但鸾凤鱼鹤蛟龙虬。往来列仙此攸馆，右肩洪涯左浮邱。临风随唾降琼玉，连翩贻我瓜李酬。我掬寸心吐滂沛，能令我友一顾不？

赠许苓公观察

汝南仙吏隐西园，睦郢兼州刺史论。
高第弦歌闻雅乐，天家钟鼎见名门。
吟哦独夺淞江秀，抚辑重施美国敦。
话到先勋开府事，浙闽移节记攀辕。

谢津门杨茂森君赠《肥城桃歌》
（樊山先生有《肥城桃歌》）

自闻肥城桃实媶，七年都被吟情搅。泉深土厚果产良，感我高朋始一饱。瑛光琼液世所稀，王母筵开香色姣。星娥月姊舞霓裳，细擘转烦麻姑爪。不奇天上在人间，拜此嘉芳盘荐巧。玉椀凝碧晕飞霞，膏醲饧滑何用咬。向来世说桃有三，哈密距远深州甘。山东肥桃冠内部，京师水蜜空沉酣。但惜邮驿不易递，醨璺快破蒸筥篮。我今承润浥湛露，何幸迎车从济南。因之肏句谢我友，浑然春色醉中探。又复俯仰悟哲理，宿雨催红心自喜。斯桃题赠十四枚，才解桑皮花满纸。华池翠沁雨余青，团颗绯兼霜下紫。崖蜜虽甘蔗挺甜，细腻芬香甯与比。君不见泰岳巍而高，登之难为山，沧海广且深，游之难为水。天地造物无尽藏，一桃之微有如此。

次李慰农兄咏怀原韵

书发如皋一雁过，情辞珍重慰蹉跎。
畏庐道立阶前雪，细问师门近若何。
早岁圣河从悟入，昆仑活水溯源求。
艨艟自在流行处，那有风幡仁石尤。
评书读画妙来时，含笑拈毫便赋诗。
活世更饶怀里药，牢笼造化手能移。

连年续有邮筒寄，都挟灵光至性来。
般若上乘登彼岸，机锋何必偈相猜。

谢北城公赏春开宴

东阁开筵赋冶春，侍儿移赠老姻亲。
他年笑说申城事，记取君家有可人。

注：王渔洋老人，清康熙时，官扬州司李，曾邀陈其
年、宗梅岑诸文士，会于扬州平山，红桥修禊处，赋冶春
词，见《王文简公集》。

遇安斋证治丛录同人录

北城公次赏春原韵

松柏长存岁献春，丝萝曾附旧姻亲。
古来赠妾寻常事，休费量珠访玉人。

又杨君雪松次韵

古道犹存霭若春，因缘文字倍情亲。
杏林甘雨花千树，到处名侍手种人。

孙君天哀次自题小照原韵

芳菲桃李满园春，帘外时闻燕语新。
省识图中刘越石，大罗仙子是前身。
岁月依然墨共磨，我来浸诵九如歌。

小山丛桂堪招隐，买醉闲斜注叵罗。

张君树铭通讯赠诗

图画四壁藓侵阶，海上壶公孰与侪。
采药天台人未老，丛编亲刻遇安斋。
丹铅勘校一银檠，珍重方书寄海瀛。
莫道围棋闲谢傅，东山心事在苍生。

郁君济煐自江阴寄赠

不为良相愿为医，点露中西造化机。
寰宇工师增智慧，轩岐妙悟赖公施。
体赢十载慕南阳，未及香山片纸良。
导我门墙堪入室，鸿篇一瓣供心香。

韩君紫辉自江阴寄赠

昌黎八代独支持，医业而今已更衰。
赖有先生明厥奥，玄珠密语沦新知。
海上生涯半滥竽，遗编才读便悬壶。
香山揭出中西秘，后进南针有向途。

许苓公次赠诗原韵

天台一路访名园，月旦曾评忍再论。
拾级小山如拜石，举头老树正当门。
岁寒独往湖滨钓，末世公真友谊敦。
开府兼圻传盛事，嗟予北辙又南辕。

李君少枢由美鸟约寄赠

鸡林索赠千金换，白傅高名重一时。
今有雕龙垂宇宙，还将倚马写歌诗。
路逢丛杏知游迹，医就长桑洗上池。
三绝自应传不朽，东西洋远共尊师。

章君洪均赠诗四首

于今硕望得人师，着手翻回造化奇。
下里感曾青眼顾，为求劻济祝期颐。

品学兼优是我师，因缘文字订交奇。
清声小凤仪庭舞，采翮群翔载解颐。

开来继往世宗师，妙用医方正复奇。

历劫更生原济众，真诠入悟喜支颐。

功同良相作医师，语到惊人创解奇。
乐道弗撄缰锁累，甘回老境性天颐。

又读《遇安斋证治丛录》喜睹①

刘蔚楚先生玉照道貌仁言，一朝聆识，快何如之。再用上平十一真韵，赋截句十章，以志极分倾慕之诚尔。

展卷欣瞻面目真，须眉爽朗见精神。
阶前兰桂连枝秀，合把延龄祝大椿。

弱冠沉疴险境濒，忽逢国手妙回春。
天教济世同良相，故使亲经好救人。

医学曾闻习喻陈，叶王温热究原因。
研朱呫墨加标识，留与将来便问津。

学说纷争竞旧新，歧途举足冒荆榛。
取长舍短洵公论，卓识由来迈等伦。

文学渊源自八闽，发皇国粹道传薪。
年逾花甲犹勤勉，涵养深时味愈淳。

---

① 原本目录中此题为"赠七绝句十首"，属名"章洪均"。

几处田园化劫尘，不深痛惜悯斯民。
襟期坦荡殊难得，他日终当志愿伸。

近托悬壶类隐沦，遇安斋好术为仁。
抒诚披衷挥椽笔，字字珠玑实可珍。

契合濂溪翰墨亲，雅人高致德为邻。
时艰民瘼关怀甚，后进同希正轨遵。

同道惭予累病贫，学无进步误因循。
佳书承赠琼瑶重，展读情怡日几巡。

朝夕神驰到海滨，快游有愿滞征轮。
俚词率尔遥投赠，颜赧东施诮效颦。

又赠五言排律八十八韵①

  周小农先生，函简往还，结缘楮墨，自癸亥秋，洎兹三载。今岁初夏，复承寄赠刘蔚楚先生佳撰，并介绍订交，嘱作序言。二先生为当今医界泰斗，学贯中西，名驰全国。均何人斯，乃蒙不弃芜陋，征及刍荛，岂非燕雀得上与鸿鹄同翔者哉？潦倒半生，了无佳趣，竟获知音赏识于数百里外，感何可言？当靡忘于没齿矣。爰抒厥诚，兼附臆见，发为咏歌，缀成五言排律八十八韵，录以寄呈二先生台阁。

---

  ① 原本正文无此题，据目录加。

聊纪蚁之忱，且表蠡测之识，其能远博高贤一粲否乎？

神交有益友，朝夕久殷慕。
嘤鸣感相应，千里贻尺素。
佳书承持赠，明贤仰风度。
道貌蔼然和，卷中恍亲遇。
淞沪与锡山，暮云幂春树。
贱子僻远乡，幸亦江南住。
展卷诵循环，快悉琳琅句。
医林现明星，国粹存大辂。
美姬惜分阴，迷拨五里雾。
济世志攸同，奇资天特赋。
剑光二贤并，璧合双美具。
同道忝后尘，自知伴凫鹜。
蒙许可与言，请即将医喻。
《本经》暨《素》《灵》，尽善拟韶濩。
民性厚未漓，龄延颜亦驻。
汉晋历乱多，遗编失保护。
唐宋门户分，陋习封故步。
满清号极盛，医籍罗四库。
翼圣推柯琴，开来称张璐。
修园议论宏，洄溪智识裕。
金鉴与锦囊，毋乃虚名鹜。
坤载及鼓峰，率多偏见误。
天士独开宗，虚谷力攻错。
吴王擅温热，沈陆调婴姹。
师愚拯时疫，喻昌工瘵痼。

英才指难屈，下士目谁顾。
说岐道愈卑，退化滋可惧。
环球便交通，潮流激狂怒。
事事讲维新，纷纷言革故。
实验诩有徵，西学竞灌注。
气迹虽两途，治疗共旨趣。
冰炭势不容，蛾眉生嫉妒。
出入判主奴，争詈似村妪。
运气说渺茫，食字憎成蠹。
剖解差毫厘，守株嗤待兔。
空言态惹嫌，惨割形可布。
倘皆善是从，当各行无斁。
奈以富可求，趋之日益污。
学佞饰浮谈，逐臭营财赂。
罔识证状真，每将风影捕。
病者急倒悬，治者争意忤。
命贱若草菅，医多类鲫鲋。
哀念我同胞，冤苦奚从诉。
人道义何尊，众梦偏弗寤。
虽有热心人，徒悲抚膺譇。
端赖贤者兴，救时先觉悟。
疾厄早亲尝，经过慨追溯。
中西历就诊，论治辄抵牾。
久延濒于危，咸谓罔所措。
乃逢医国手，奥妙探理数。
辨症洞隐微，区处精布濩。
枢籥示干旋，气血回温煦。

天欲寿斯民，方技重托付。
利名捐敝屣，诊断遵先路。
言不一家拘，道则生机寓。
大哉持论平，长短调剂互。
陶冶归一炉，融洽宜首务。
眼光觇远大，祥风解凝沍。
中正诫好奇，新颖开顽固。
仁慈抱恫瘝，和平切呼籲。
群策勖进行，我道免颠仆。
浩津作楫日，岁旱为霖澍。
日上望竿头，急滩期速渡。
诲言佩谆谆，狂夫惊瞿瞿。
慈善有同风，方案劝披露。
藉把南钊定，合值黄金铸。
张杨何裘丁，盛名闻妇孺。
斯世集群英，等伦班鹓鹭。
同志致推崇，后学钦师傅。
寿域仁齐登，海宗众流赴。
嗟予樗栎材，衰颓沾气暮。
匡济系寸衷，穷愁罹薄祚。
傲骨饱风霜，白眼遭纨绔。
痴剧夸虎头，食少嘲鸡跖。
终岁作嫁忙，长日囊空屡。
壮志叹摧残，闲情委园圃。
佳蔬栽韭菘，异味调椒蒟。
却疴试餐菊，习静聊煨竽。
排闷谱竹枝，寻幽踏茫屦。

龙门企登临，石室窥经注。
希贤亟问讯，攀引愧萝菟。
翰墨契苔岑，珍馐欣饱饫。
展转缔良交，仰瞻伸积愫。
彰善羡揄扬，好士同吐哺。
笔谈聆教益，心香远虔炷。
悃忱寄蚓吟，驽劣荣骥附。
鳞鸿趁邮筒，胸臆畅宣布。
远当买棹游，把袂图聚晤。

跋

　　事不躬亲实验，而以意为之说者，考其结果，流弊所至，必杜撰臆说以惑世欺人。云尔各科学说莫不皆然，若医药学尤其显然者。神农尝药辨性，一日而遇七十二毒，是必身试而后方可以知之。黄帝与岐伯、鬼臾①区、雷公等，上穷天纪，辨别阴阳，发明受病之本原，故方只十二而理论万端。因其理而悟其法，此后人能事也。阐理以立教，先圣之苦心也。是则《内经》有论无方之处，盖亦可见矣。仲景因宗族病伤寒，死者十之七八，感往昔之沉沦，伤横夭之莫救，故撰用古书为《伤寒论》，作方书以救之。原夫闭户造车而欲合出门之辙，亦戛戛②乎难矣。刘君蔚楚，积学士也，少知向学，见义勇为。弱冠嗽血遗精，虚损垂危，几至不起，幸遇杨公来仪救治之，恢复其精神之康健。由兹而弃儒学医，专攻活人之术。闻医学中有所谓喻嘉言、陈修园者，考古派之学也；有所谓叶天士、王孟英者，趋时派之学也；有所谓王清任、余师愚者，治疫能独出心裁者也。先生之学，兼三者而有之，其殆宜古宜今，又能独出心裁者欤。因病而学医，其殆天困其身，以成其

---

① 臾：原本作"萸"。
② 戛戛：形容困难。

学者欤。《易》曰：困而不失其所亨，其惟君子乎！吾将为先生言之，若鄙人者，亦因病而学医者，因境遇穷而究命者，因事机困而演易者。语曰：事非为己莫关心。故关心之事皆切己事也。先生之于医学，殆亦近之鄙人于先生，常读大著，仰望有素，所谓有笔墨缘，无文字之交者是也。顷得无锡周小农先生之介绍，知先生以躬亲试验之方药，及历年之验案，发表各地医报之论文，新发明之药物，编为《证治丛录》，付之手民。句句真诚，事事确实，与乡壁虚造者，不可同日而语。阅者争先睹之快，初版已经告罄。鄙人有随遇而安之意，于先生有同情者。兹因书将再版，爰就管见所及者，妄参末议，未卜先生其见许否，是为跋。

乙丑四月四日
仪征时逸人谨跋